战抑

一位抑郁症患者的重生笔记

周思成 著

化学工业出版社

·北京·

内 容 提 要

本书记述了作者因声带受损导致梦想破灭并在整个青春期被抑郁症阴云笼罩并成功走出抑郁症的故事。作者在与抑郁症抗争的过程中沉沉浮浮五年，久病成医，他希望把成功走出抑郁症的经历分享出去，让更多的人走出阴霾的速度可以快一点、受苦的时间少一点、拥有的快乐时光多一点，希望社会多一些关爱分享给情绪出现问题的人群，帮助他们早日痊愈。

图书在版编目（CIP）数据

战抑：一位抑郁症患者的重生笔记 / 周思成著 . —北京：化学工业出版社，2020.8
ISBN 978-7-122-37086-0

Ⅰ.①战… Ⅱ.①周… Ⅲ.①抑郁症 - 防治 Ⅳ.① R749.4

中国版本图书馆 CIP 数据核字（2020）第 086010 号

责任编辑：罗　琨　　　　　　　　　装帧设计：水玉银文化
责任校对：王鹏飞

出版发行：化学工业出版社（北京市东城区青年湖南街 13 号　邮政编码 100011）
印　　装：三河市双峰印刷装订有限公司
880mm×1230mm　1/32　印张 5½　字数 104 千字
2020 年 10 月北京第 1 版第 1 次印刷

购书咨询：010-64518888　　　　售后服务：010-64518899
网　　址：http://www.cip.com.cn
凡购买本书，如有缺损质量问题，本社销售中心负责调换。

定　　价：38.00 元　　　　　　　　版权所有　违者必究

　　同有人的地方就有纷争、有故事一样，有人的地方也会有
挫折，有挫折的人就可能会出现创伤后应激反应。也可以这样说，
有人的地方，就会有得心理疾病的人。

　　抑郁症是心理疾病当中最为"臭名昭著"的一员。

　　相信选择这本书的人，或多或少也是受情绪困扰过的人。
我也和你们一样，曾经身陷情绪的沼泽中难以自拔，甚至在某
个宁静的夜晚尝试过自杀，与死神擦肩而过，但这些都不足以
夺走我的性命。我如今战胜了这种不健康的情绪，战胜了这种
负面情绪带来的疾病——抑郁症，就好像从来不曾得过一般。
你们要永远相信，未来可期，世界没有你们在情绪低落时想象
的那么糟糕。其实，大家大可不必觉得患上情绪类疾病是多么
难以启齿或者不能见人的事。在现实生活中不要压抑本我，你
若越压抑，越会陷入。

　　我后来乐观地认为抑郁症是一种"贵族病"，只有渴望超

越人类极限的人才会拥有那份焦虑。抑郁症的起源其实是一种过高的自我要求。这份心气的高远，导致为自己的肉身感到卑微，也因此让你自身的存在显得非常尴尬，所以你抑郁了。

之前有人问我，为什么会想写这本书？其实回忆自己抑郁的经历，我觉得无异于再犯一次抑郁症，这对我来说在精神上是有所伤害的；但我觉得，既然我能够走出来，就应该把成功战胜抑郁症的经历分享出去，让更多的人走出的速度快一点、受苦的时间少一点，拥有更多的快乐时光。我觉得这个世界如果能够多一点对情绪异常人群的关爱的话，心理疾病的存在也会少很多，我希望大家在克服自己心理疾病的同时，可以把这本书推荐给更多的人，也把你自己的那份爱奉献给更多的人。

另外，祝福所有看过这本书的人，此生不再陷入负面情绪，生活充满阳光、温暖和爱。

第1章　误入了抑郁症的列车

第2章　抑郁症的自救手段

目
录

第3章　深层次剖析抑郁症

第4章　避免抑郁症的复发

第5章　做自己的救赎者

第1章

误入了抑郁症的列车

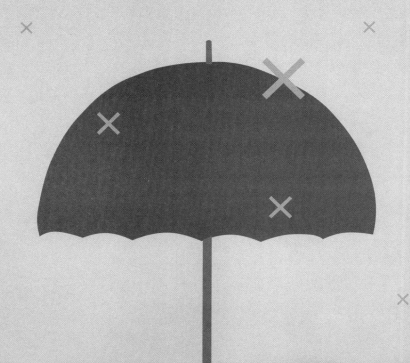

生活曾是
幸福的暖色调

曾经，我被鲜花和掌声包围，是同学眼中的明星；曾经，我演奏钢琴和小提琴，被同龄人奉为才子；曾经，我的人生如同一段不堵车的直行公路，通向天地交际成一线、充满希望的远方，天很蓝且万里无云。

我出身书香门第，父亲是一名哲学教师，母亲是一名会计，结合时代的背景，虽算不得富贵家庭，但也不曾品尝过贫苦的滋味。因为我是独生子女，儿时并没有什么玩伴，我从小基本就"宅"在家里自娱自乐，我时常在脑海中构想出一段段宇宙大战的情节，然后用我的玩具自导自演。但我最好的朋友是家里的那台电视机，它是小小年纪的我领略世界百态的唯一途径。

这台电视机不仅带给我很多知识上的收获，也让年幼的我埋下了梦想的种子。

2003 年的某一天，一个阳光温暖的午后，我与奶奶一起看电视，电视上正播放周星驰的《少林足球》。当时只有 7 岁的我，根本不认识所谓的明星，顶多知道这是一部电影，但要是深究下去问我电影是个什么东西，我可能只能回答，那是一个好看的东西。

最初的我，甚至单纯到都不知道电影中的人是真实存在于世界上的（还以为是电视机现场直接画出来的内容）。突然一个念头从我脑海划过，我像是得到指引一样，情不自禁地问我奶奶："电影中的人，是真实存在的吗？"奶奶说："是的"。我接着问："那他叫什么名字？"我指着"大力金刚腿"。奶奶仔细看了一眼，说："他叫周星驰。"我自言自语："我喜欢他，我想成为他那样的人。"奶奶笑着说："他可是个明星啊。"我说："那我就要做明星，我要有一天电视上放着的，是我的样子。"

7 岁的我就这样莫名其妙地做起了一个明星梦。在那个周围同学还在沉迷动画片的岁月里，我就开始向梦想靠近，看香港电影。父母也还算开明，本着存在就是合理的哲学认知，并没有武断地认为我的梦想是天方夜谭。他们也很支持我的梦想，将我送去武馆学武，为我实现梦想助力。

孩童时代，成绩最好、与老师关系也好的孩子会被其他孩子当成老师的"小探头"；在学校爱出风头的孩子多为多才多艺的。而我属于第二类，这大概是我最早意识到分类的概念。

在武馆的岁月里，我总是第一个掌握新招数，我压腿的杆比周围同学都要高出十几二十厘米，天生柔韧性高于常人，以至于后来，直接对着墙面压，我的双腿能够压成一条直线，180°，时常引得其他同学投来羡慕的眼光，其中还有很多女同学。但我却不理会他们，只是看着他们那最多 135°的柔韧性，轻叹一口气，表面上不苟言笑，但内心已乐开了花。唉，感觉当时的自己，简直就是鹤立鸡群的天才型选手啊。

回到学校以后，总有一帮比较有活力的同学向我请教最新的招数，我就像是班里的武术指导、金牌教练。课堂上教到有打斗情节的课文时，老师也常会提到我的名字，玩笑几句，我感觉很开心，好像在这个班级里，很有存在感的样子，没有人敢欺负我，与大家的关系也都很和谐，且我的梦想也在默默地生根发芽。

三年级的时候，因为家庭住址的变迁，我被迫转入另外一所小学。陌生的环境里，总有一些人怀着某种我不能理解的敌意，当时有一个同学格外地针对我，他会在路过我书桌的时候佯装无意地碰掉我的书，排队去操场的时候推我一把。起初我选择无视，可能自己当时年纪也太小，在一个陌生的环境不敢贸然地表达情绪，但向老师告状是我绝对不会选择的做法，因为我们习武之人，能自己解决的事情，绝不麻烦别人。

终于有一天我在忍无可忍之后动了手。当时的情况是，我和他同一天做值日生，他拿着扫把往我身上扫灰，我觉得再忍下去的话，可能今后我在这个学校就会一直被他欺负，而且来新学校也读了一个月的书了，是时候制止校园霸凌行为了。我当场怒目圆睁瞪过去，反手一拳砸在他的太阳穴上；他像是电影情节中被打晕的人一样，跟跄了几步，便坐倒在地上，随即哭声响彻了教室。

周围那帮同学原本都准备好来看我被欺负的样子，哪想到被我这一拳打出了一个急促的转折，打了他们一个措手不及，一个个上齿不接下唇、吃惊的样子。我怒目圆睁的表情还未消失，因为我原本打算打他一顿的，没想到一拳下来他就哭了，自己的肾上腺素还在往上蹿，结果故事已经终结。我扫视了一圈周围的"吃瓜"群众，"吃瓜"群众忙变成扫地群众去做值日了，于是我也回头去扫地。过了一会儿，有一个同学过来跟我说，你明天要出名了。

我只是不解地看了看他。

原来，那个被我一拳打哭的同学之前在班上也算是个风云人物，号称打架全班排名第三，只是在我面前，这个第三如此不堪一击。我盘算了一下，要是放开了打的话，我估计就是全班第一。但我没这个机会了，第二天上学，我一拳打哭这个同学的故事就在班里传遍了，班里头几个平时喜欢惹事的同学纷纷向我靠拢，压根儿不管我接不接受。

习武三年后，我把基本功和一些套路摸透了，便不再继续，毕竟我只是想做演员而不是职业武术家。

我开始走出一个文艺少年该走的第二步——爱上音乐。当时是港台地区娱乐圈的鼎盛时期，"四小天王"的歌常在大街小巷响起。

我迷上音乐的消息迅速被父母得知，父亲便十分支持地将我送去相关的培训机构，学习小提琴、钢琴以及声乐。我踏入了音乐的世界，可以说我的童年甚至于一切生活的轨迹都显得格外顺畅。我对自己的认知很简单：我是天之骄子。

没有丝毫意外，我又是一起学音乐的那批人里最先掌握新技术和新知识的人，尽管在应试教育过程中我的成绩差强人意，最主要的原因是我没花心思在学业上，但我对于自己真正热爱的东西，会投入自己全部的热情，以至于我现在回忆起当初那段岁月，总觉得自己畅游在一片海洋里，那片海洋的名字叫作音乐。

学了音乐以后，我在班上就愈发出风头，到后来毕业的时候都有同学专门来找我要签名，要求我未来成名以后不要忘记他们，一个个跟面临签售会即将结束的"粉丝"似的。

但你永远不会知道，命运这个调皮的孩子，会在何时跟你开上玩笑。

我是一个追求完美的人，任何自己经手且在意的事，就必须做到极致，但我真的是想破脑袋都不明白，人，为什么会有变声期这样的阶段。

刚进入变声期的时候，我的声带本就处于充血的状态，音乐课本上会特别注明在这个时期要保养自己的声音，但自命不凡的我对此却不以为然。单纯天真的我以为吃得苦中苦、方为人上人，像我这种在母胎里就带着明星梦的人怎么愿意向客观世界低头，规矩是死的，人是活的，更何况我是这么有天赋的一个人。每个人在被挫折教育之前，都会以为自己是一个例外。不过，生理规律会用最残酷和深刻的方式告诉你，你并不是，且谁都不是，没有人能逃过它的控制。

执意要在变声期练歌的我在唱一首之前觉得很简单的高音歌曲时，却突然感到力不从心。但是完美主义思想上了头，当晚我一再地练着那个高音，却始终没有令自己满意的表现，只是从头到尾都感到力不从心。突然在最后一次练习中，我的嗓子一阵破音，那破音除了在声音上有表现之外，我的喉室内部的感觉，也好像是橡皮筋被扯断了一样。

过后的一段时期，我的嗓子哑了。本来变声期前的我哑个一两天便会康复，但那次却没有这么简单，我一哑就是一个月，而且不是普通的哑，喉部时常有鲜血流过的感觉，呼吸中都伴随着血腥味，话说多几句，喉部就疼痛难忍。

我感到，事情有一点不对劲，便要求母亲带我去医院看看。

医生眉头紧皱地盯着电脑上我声带的照片。

医生严肃地问我，你才十几岁怎么会搞成这样？正常的声带是白色的，就像是墙面一样；而你的是紫色的，这是很严重的充血状态，在你这个年龄阶段基本上是不可能出现的。

我当时觉得在这个医学昌明的年代，只要找到医生，病就不是什么问题。

我单纯地问医生："那我还能唱歌吗？"

医生说："也许吧，你还年轻，保养得好的话，也许就能恢复。但保养的方式，是噤声，就是不能说话，不能唱歌，杜绝一切会震动声带的动作。”

这一保养，就是两年。而我在这两年中，体验了这辈子不曾有过的，最难受、最无力、情绪最阴暗的岁月。

梦想的种子，死了芽。

万念俱灰。

替代梦想位置的那样东西，叫作抑郁，且日渐壮大，偷走了我的正常思维。

以为与众
不同的代价

　　这，已经不知道是我无法说话的第几天了。我多么希望，每一个夜晚入睡之后，第二天清晨醒来，发现时光倒流了，回到我练那首高音歌曲之前，我还能轻松地发声、唱歌，然后在练歌不顺利的时候懂得知难而退、劳逸结合，避免那个错误的选择，果断收拾东西回家，保护好自己的嗓子，这样至少不会落得像现在这样连说话都困难的境地。如今清晨醒来，喉咙里像是被灌了铅一般，被痰液阻塞，张开嘴发不出声，只剩下气流艰难通过而发出富有苍凉感的"嘶嘶"声。

　　但那个愿望，始终没能实现，从科学的角度来分析，就当时的技术而言，也不可能实现。我需要每天醒来以后清很长时间的嗓，把呼吸道和声带上的黏液清除干净后才能说话，且说话也需每天限量，我只能够音量正常地说十句左右（音量如果没控制好，用力过猛的话，可能只有七句）。一旦超过限量，我的嗓子就会出现刺痛感和一种液体流过的感觉，我看不到那是什么液体，但我猜那是血。

我失去了"言论自由"，但我却无处申诉，因为夺走我"言论自由"的是自身的疾病。

一天只有十句话的言论自由度，对于一个学生时代的男孩子来说，简直是塞牙缝都不够，尤其是，对于我这种之前生活喜欢热闹的人来说，完全就是煎熬，就好像是让我进了一个可移动的透明监狱。

上课的时候，看见老师上下翻动的嘴皮子，我又羡慕又心疼：我羡慕她说了这么多话，声音却也不见疲惫；而心疼在于，如果我以己度人一下，我会因为她说了这么多话，感到自己的嗓子隐隐作痛，一种换位思考得来的痛。

我感觉，自己越来越对眼前的生活失去参与的意愿，就好像与身边的一切隔着一层看不见的什么东西，在一片纷扰热闹中与世隔绝着，心被迫如止水，哦不，心如死水，如结了冰的死水，且水质发黑。

不能唱歌这件事对我的打击很大。一开始的几天，我还傻傻地、挺乐观地以为，最多哑两天，就可以重返"乐坛"了。但是这次，两天以后仍不见好，三天以后还是如此，四天以后依旧没有好转，完全出乎我的意料，也完全不是我控制范围内的事情。我的世界观都感觉因此而被刷新了，我感到格外焦虑，我的未来上空突然多了一层乌云，遮蔽了聚光灯。我不知道，除了唱歌，我还能干什么，也不知道无法发声的我是否还能拥有我想要的未来。

　　说话受影响，这件事让我的生活遭遇了极大的不便。很多时候，我听到同学们正在讨论着我感兴趣的话题，我只能够按捺住那颗躁动的心，忍住不去插那个嘴，因为一旦插了嘴，那完了，没个百八十句我是停不下来的，然而超过十句话之后，我每说一句话都要忍受声带传递而来的痛苦。我失去了对自己声带的主导权，不得不选择沉默。

　　我被迫安静，但上课好好听讲这件事，对我来说有点超出能力范围。我从小爱好艺术，秉持天赋高于一切的理念，天才就是百分之九十九的天分，加百分之一的努力就能做好一件事。我自认为是个天才，考试全靠临时抱佛脚，也不知是我智商真的过人还是运气好，虽无心学习，成绩却还行。当初初中的那个班还是全年级十四个班里唯四的重点班，且我考进去的时候还是全班第四，年级总人数七百多我能够排进前二十。

　　不过在这样特殊的时期，如果说听课是一件不好玩的事的话，那不听课则让我的处境更加尴尬，因为不听课还不能上课讲话的我，就像是一个弱智儿童，走失在人海之中。我只能盯着黑板出神，然后胡思乱想着，偶尔想到我声带康复，再次回归舞台，聚光灯下我穿着金光闪闪的衣服，面带着比阳光还灿烂的笑容，唱着歌，时不时与观众互动。观众里有我的同学、老师，大家都疯狂地喊着我的名字，偶有几个人已经因为情绪过度激动而晕了过去，放心，救护车马上就到了，坚持住，我是大明星，怎么可能被这点挫折给打败？！

　　想到动情之处，我不免也情绪激动，不知道为什么突然在课堂上站了起来，好在当时老师在写板书，同学在写作业，我旋即又悄无声息地坐下。

但我，却还有另一面的胡思乱想：也许我，就这样，不会再好起来了。我可能背着一个蛇皮袋，沿街捡着空塑料瓶，拿去废品回收站卖了三块两毛五，买一包方便面回家当晚饭；家是露天的，雨天泡澡晴天干蒸，偶尔在路上碰到曾经的老师、同学，都得捂着脸低下头跑开，怕被他们认出来。

唉，不知道未来何去何从，但我希望，是前者。

从那个时候起，我的脑海里像是住进了另一个声音。那个声音常在我意识模糊、放松的时候乘虚而入，它向我转播着我那天练歌过量的记忆片段，然后不停地辱骂着我，那声音好似从掌管记忆的海马体中传来，引得我后脑疼。我这一辈子第一次知道，原来嗓子哑可以超过两天，原来难过也可以跨夜，原来我这么一个自信、外向、开朗、天不怕地不怕的人，也会陷入终日的沉默和莫名的胆怯。

原来，于这个世界而言，我只是一个匆匆过客，芸芸众生中的几十亿分之一，一个与正常人没有区别的人类。童年时期曾积累的"中二"脾性，在那一瞬间烟消云散，我当时正值初二，却失去了"中二"的资格，我不是"超人"，我居然只是一个普通人，那是我现在回忆起当初印象最深刻的画面。梦想路上的节奏早已被打乱，我望着黑板上的数学公式和符号，老师嘴里念叨着什么我听不见，她讲课的样子在我眼中像是一出默剧，越情绪激动、手舞足蹈，越像是在"说"手语，我只听得见自己的心跳和脑海里的声音，听得仔细一点仿佛还听见了自己呆滞的眼珠费力转动的声音。

原来我是一个"超人"，不是人类。

我多么希望是上面这句，但真实的想法不得不呈现为：

原来我不是"超人"，我只是一个普通人。

对，我只是一个普通的人类。

以为自己的与众不同，会被残酷的现实所代替；没有人可以摆脱生理规律，至少现在没有人。

我的世界 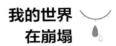 在崩塌

声带受损这件事已经严重影响了我的日常生活，我变得开始习惯生活在一片恐惧之中，不断怀疑自己是否还能够康复，有点手足无措。因为沉默，我丧失了在班中的受关注度，因为无法唱歌，我仿佛连生活也无法自理。突然大变的性情让班里的同学也偶尔会说我的闲言片语，我好像受了无法申诉的刑罚，小小的肉身拖着仿佛千斤重的灵魂。

一开始至少还能咬紧牙关，勉强地写写习题，后来一进教室就趴在桌子上抓耳挠腮，独自品味着痛苦和后悔，直到晚自修结束。我觉得这样的生活没有任何意义，过与不过没有差别，便向老师请假一个学期，去寻找治疗的偏方，也顺便重塑我的内心。当时，我认为我的一切都建立在音乐的基础上，我不知道当这些认知被推翻以后，我该如何理所应当地活下去，如何不让自己觉得还是死了算了。

病急乱投医的我在杭州市区内找到了一家针灸治疗嗓子的

诊所。所内的医生，叫什么名字我已经忘了，只记得她也是曾经有过歌手梦的人，练歌弄坏了嗓子，是被这种方式治疗成功的；最后她自觉歌唱上天赋有限，前途渺茫，便弃艺从医，开始了自己的医生生涯。

这家诊所的收费较高，一次100元，但当时对于生无可恋、病急乱投医的我来说，哪怕再贵也愿意尝试。病痛可以击败一个人所有维护自己尊严和理智的理由，没有例外。

请假的日子里，我每天上午自学一些文化课，下午坐一个半小时公交车去诊所那里做针灸，结束后再用同样的方式回家吃饭。除了不能唱歌之外，这样的日子还算充实和清净，让我感到一种微小的满足。

当时的我最喜欢做的事就是坐在公交车里靠窗的位置，看一路倒退的街景，让我感觉好像是不断有新鲜事物涌入我的脑海。有时候我会想，如果公交车永远到不了站，可以一直欣赏风景也不失为一种幸福。

针灸治疗起初还有点效果，扩大了我每天的"言论自由"度，我从一开始的一天只能说10句话，变得可以说20句，然后慢慢地，说话这件事不再会影响我的人生体验了。但是我的声音变得又粗又厚，完全没了之前的细腻感，我对这个声音感到陌生，像是一个略带苍老感的中年大叔；同时对这个声音，我还有一种不可控的感觉，自己开口说话却感觉是陌生人在说话一样。我极其不愿意承认，这就是我声音。

一个星期的治疗过去了，我的声音依旧如此，我本想跟医生提出这个问题，但是我没有；我以为接下来还会有后续治疗，能让我有所好转，因为我当时十分信任她。

但似乎，我并没有等到这种只有在电影里才会有的转折。

医生对此的解释是，我刚去她诊所的时候，声带是紫色的，淤血在里面化不开，现在声带是红色的，就已经算是治好了，男孩子声带红一点没事的。

但我知道，健康的声带是白色的。

当时我是带有怨念的，不明白这位医生为什么将转好表述为治好。后来长大了才明白，当时去的不是一家正规诊所，医生也不具有国家承认的资质，但当时我和我的家人想治好的心太急迫了，不愿放弃一丝希望，所以付出了全部信任。

最后几次的治疗结束后，她要求我给她唱一段歌，我万般推辞，想方设法、旁敲侧击地告诉她，其实她没把我治好，但她却苦苦要求想领略未来歌手的风采。我推脱无果，便唱了一段，尽管音色已改，但基本的技巧都还在，音域也是可接受的范围，在那个年纪里，我敢与任何一个未出道的同龄歌手做比较，而她却皱皱眉头、装出乐坛泰斗的样子说："一般。"

我受了很严重的打击，当然不是因为她评价的那句"一般"——她的话我完全可以无视，而是我居然傻乎乎地相信她会治好我。

我又想起当天，记忆里模糊昏暗的练歌房。如果那天可以重来，一切都不再重要，我可以拿到我想要的所有，然而那天，不会再来，并且越走越远，远到我连回忆都要很久。

后来的后来，我发觉，可能是我错了，很多人在成长路上都做过歌手梦，但那帮有梦而无力去追的人，只会在别人追梦的身影后面评价那句"一般"。

"病急乱投医"和"死马当活马医"都是需要付出代价的，因为你会在途中遇到不计其数的无照医生，他们在收到钱之前一个个有如"华佗再世"，甚至还偶有几个连华佗都不认识。他们的表情仿佛在说，华佗？有点耳熟，是我新收的徒弟吗？等到医药费收完了，又谦逊得像是一个刚报到的大一新生："我觉得吧，这个问题，我们科室还需要再研究一下。"

反正在那半年，我父亲带我跑了杭州地区无数家医院，正规的也好，民间小诊所也好；也买过很多并没有什么用处的药，广告上吹得神乎其神，到货后才发现，两个"神"字后面都无一例外地理应添上"经"和"病"。

让我印象深刻的有两次就医经历。一次是在富阳某诊所耳鼻喉科的陈医生给我看的。他看了看，沉思了半晌，语气坚定地说，好像是声带淀粉样变。他说出了一个百度百科都查不到完整资料的病名，我一下子又坠入了另一个疑问之中，这么久，竟然连病症都不能确诊？我对这个世界的医疗水平已经失去信心了。

陈医生表现出的神情和语气仿佛遇见了一个非常棘手的病症。他跟我爸说，这个病他们是看不好的，叫我们去上海某高校的附属耳鼻喉科医院找专家门诊的陈某某。这个陈某某是陈医生的老师，然后陈医生表示陈某某的号很难挂，但是自己一个电话就可以搞定，只要拎一箱我们那里的土特产，然后向陈某某介绍我爸是陈医生的某位表哥即可。

当时的我们真是太单纯了，我们一家被这位陈医生利用得结结实实：代他为他师傅送礼拜访。我去了上海，做了喉镜，结果是慢性咽喉炎加声带肥厚，压根没什么淀粉样变。最后只配了点最基本的药——金嗓散结丸。

那次上海的就医经历，是我人生当中比较印象深刻的灰暗的一天。清晨排队进医院，医院门口还有"黄牛"和保安在起冲突；等待做喉镜的那个厅里有二三十个人，一个个面色难看，眼神抑郁，当时室内灯光惨白；大家嘴里含着麻药，麻到了一定程度、喉部失去知觉还有可能被呛到，大家都说不了话，只能用同情的目光看着彼此。当时我才 15 岁，这样的场合让我感到迷茫，生命，到底有什么意思呢？

那股麻药的味道，我现在都还记得，一记起来就想呕吐，感到格外恶心。

我开始厌倦，厌倦期待，反正每一次期待也得不到想要的结果；开始习惯沉默，之前仿佛噤声、少说话对我是一种折磨和束缚，现在我也懒得挣脱了，我就带着这些束缚吧。如果我想象自己与束缚同在，那束缚不就自然成了衣服了吗。我累了，我不想谈什么宏大梦想了，我不要什么未来、前途了，我才不想上什么名校。唉，如果我每天醒来都要在暖阳下感受无尽的寒冷，那活着有什么意思呢？我没做错什么，我只不过是为了变得更加优秀，所以练得更多了一点而已。

我哪里错了？凭什么是我？凭什么？全市同年龄的人中只有两个生过这种病，其中一个居然是我，我还这么凑巧，那么喜爱音乐。对于这样的人生，我感觉真的受够了，这样的人生没有意思，我只不过想要睡一个安稳的觉而已，最好一睡不醒，让我永驻梦境，别来打搅我休息，方便的话，关上窗之后帮我打开煤气，我想离开这里，就这样飘远，死去。

可我，能死去吗？我才 15 岁，如果我就这样选择死去，我的父母会有什么感受，我的同学会怎么看我，在他们心里，我将不再是明日之星，而只是一个被生活打败的废物。

废物，是不会被人铭记的。

与自己
的斗争

时间从不会因为你的理由而被感动得放慢脚步。

在后悔、焦虑与难过中，我度过了一日又一日，哪怕天气晴朗，万里无云，在我的眼里，也没有一分舒朗，眼前的每一处都像是黑白电视机的场景。

我分不清黄昏与清晨，自我感知也越来越淡。

一个学期的休学很快过去了，我有点迷惑，经常怀疑这个世界的真实程度——为什么，这个世界在与我的朝夕相处中变了模样，让我感到格外陌生。

我感觉自己的精神有点不太正常，我会幻想，眼前的这瓶水是仙水，喝了它，我的声带就会恢复健康，但其实那只是一块钱一瓶的矿泉水。

后来我学了心理学才明白，这叫癔症。

但那时的我不得不苦中作乐，因为那是我在大大的绝望下，仅剩的感受希望的方式。那个臆想出来的情景，是我逃离现实的最佳场所。

一开始得病的那段时间，我会怨天尤人，指着天空，心里骂着各种脏话。反正我不可能把这些问题归于自己身上，因为我是天才，是天之骄子，是在长辈的期待和同龄人的羡慕中成长起来的人，我不会错，绝对不会，如果我被卷入一件事中，哪怕错的是宇宙也不可能是我。

但是久而久之，当自己开始习惯这具带有病症的躯体后，我会莫名其妙地淡忘那个曾经自命不凡的自己，像懦夫一样，将自己当作病魔本身。我曾经自信的笑容中浮现阴影却又略显尴尬，最终渐渐变成一个自卑的嘴角下沉的样子，我的表情越来越僵硬，到后来索性一天里表情可以没有任何变化，变成一张扑克脸。我早已失去了感知快乐的能力，身边的人讲的笑话都觉得不好笑，他们的笑声也让我感到格外刺耳。我只拥有一种情绪，叫作难过；也只拥有一种感受，叫作痛苦。

我感觉，没有一个人懂我。同学们都太过幼稚，他们只会聊明星八卦，也不会有人来关心我。

我的父母也不懂我，他们总说路不止一条，叫我好好读书，然而，路确实不止一条，心，我却只有一颗。

重塑自己的内心需要多少努力，他们根本不懂。

我难道真的，就这样，告别音乐了吗？

为什么这个世界上，有这么多歌手，却不能多我一个？我觉得我的要求也并不过分，我只不过想唱歌而已。

不做这个，我还会什么？我从小到大只关注这一行的资讯，我也只懂这些东西，我真的想不出来除了这个还有什么是我喜欢做的事情。

但也许，你确实该清醒了，世界不是围着你转的，你的声带无法康复是既定事实，为何还要强求奇迹发生，更何况这个世界上到底有没有奇迹都很难说。

你还小，也许你选择另一条路也能走出一片辉煌，也许你固执地非要一条道走到黑，将来真的会被社会淘汰。

每一天，我一个人演着对手戏，自己跟自己打着辩论赛。

稀里糊涂地应付掉了中考，凭借初一、初二两年里知识的累积，考了个不好不坏的高中。

不知道为什么，我仍相信，有一天，我的声带会康复。

我忘了
自己的名字

我看着自己的名字都觉得陌生，我以为我就叫声带肥厚加慢性咽炎。

进入高中前的那个暑假我去北京住了半个月，但并没有去游览那边的任何一个景点，只是为了寻找治疗自己的一道偏方。在那段时间里，我的眼里早已没有任何东西能被称作景色了。

那次的治疗使我的咽部舒适了很多，但声带依旧没有什么改变，我早已习惯，虽然支付了不少医药费，但我仿佛已经觉得，没有治好才是我能接受的结果，其实这时候如果有人能把我治好，我反而会不敢相信，好像我的潜意识已经认定自己就应该是沙哑粗糙的声音似的，就连梦里的自己也是这样一副德行。

校园里依旧是那种气氛，大家有各自的玩伴，但我那时已经没有了羡慕的感觉。来到了一个新环境，那种埋藏在血液里的自命不凡又开始蠢蠢欲动：开玩笑，再怎么说，我也是梦想要做明星的人，我是为了保养声带才沉默的，我不屑于与你们这些人打交道，我就是我，是颜色不一样的烟火。其实我现在想来，那是一个并不准确的做法，我把自己套进了一个虚幻的人设中，逃避着现实。

那是一个很好的自我安慰和自我保护的手段，也是一个很好的自我迷失的开始。

直到现在我都想不起来，究竟有哪一个高中同学是我认识的，是能够记得起模样、喊得出名字的。

我的眼神，从那时候起已经不会再对谁聚焦了，只会面无表情地望着前方，想象着自己哪一天还能登上舞台，拿着麦克风无忧无虑地唱歌，只是单纯地唱一首歌，在那首歌中忘却自己，忘却那些痛苦，忘却所有委屈、伤痛，忘却一切，只是去享受。我漠视时间，因为我只想在那一天重生，我只等那一天，所以其他的时间都不再重要，漠视时间的好处就是，时间会过得无比之快；同样地，要是没有那理想的一天，我也好快点了结自己。

高一那一年就这样在想象与漠视时间中度过。

别的都没什么印象，只记得当时在课堂上睡觉的时候，常会突然地抽搐一下，这是一种极其缺乏安全感的表现，而且每一次睡醒，我都感到格外后悔，都不愿意承认这是自己的身体。我憎恨我的身体，哪怕我从小就享尽他人对我五官的称赞，哪怕我曾经在武馆里得到过同学无数羡慕的眼光，但我仍然憎恨我的身体。如果没有那场病，我原本可以保持笑容从我醒来的第一秒到睡前的最后一秒，我原本可以用歌声和幽默给身边的人带来享受和快乐，我原本可以在音乐中得到自我实现的快感，但我现在只能努力劝说自己不要跳楼自杀。现实中更残酷的是，我们的教室在一楼，纵使我弹跳1米，也只能软组织挫伤，连骨折都是痴心妄想。

人生，还有什么道理、什么逻辑可讲吗？

我想淡忘痛苦，淡忘那些不好的回忆，我不想活在那些虚幻的人设之中了。其实偶尔想想，当一个普通人也没什么不好的，毕竟说到底，哪怕我实现了梦想，也不过是个普通人而已，明星下了舞台，一样要吃喝拉撒睡。如果我能积极乐观地对待生活，哪怕身为一个班中最平庸的人，我也愿意交换，但是，连这样明显的妥协，上天也不肯给予我回应。直到最后，我才明白这个世界上，从来就没有上帝，只有你自己可以选择拯救自己，或者摧毁自己。

我对自己存在的感知越来越淡漠，淡漠到自己都觉得行尸走肉是对自己最贴切的形容词，无论在哪都过着尸位素餐的生活。没有参与感，也没有了想参与的欲望；没有了"话语权"，也失去了说话的欲望；没有了其他表情，也不乐于去拥有其他表情。在这个世界都渐渐与我断绝往来的同时，我也用意念与自己绝了交。

我到底是谁？我想不起自己的名字。

我到底在做些什么？别问我，反正总有一天要死的，混吃混喝就行。

　　我的过往呢？过往都是梦而已，没有过往。

　　如果过往都是梦，那你怎么证明你的存在？有谁告诉你，你是真实存在的？也许这世界只是你一个人的单机游戏，所有的其他人都是NPC（非玩家控制角色的缩写）。每个人都是虚无的，只有时间是真实存在的，它是一切的载体，不需要被感知，相较于宇宙的浩瀚与历史的广博，你小过一粒尘埃。

　　你懂得可真多呀，你叫什么名字？我叫抑郁症，是你的好朋友。

我的身体
不是我的

  事实上我的高中是一所寄宿制学校，但当时为了每天回家喝中药，我申请并被破格允许成为我们学校唯一一个通校生。作为通校生，我在这个学校的存在感和参与感就更加低了，相当于同样是读了这个学校，我的在校时间只有其他人的一半，我仿佛是这个学校的客人。

  每天上完课，一个人孤独地走出校门，站在风沙飞扬的国道边等待回家的巴士，像是一个被生活遗弃了的孤儿。我穿梭于人群中，在校园中与无数妙龄少男少女擦肩而过，但我却丝毫感受不到生机和活力。扑克脸本来是我伪装的假面，后来却成了我唯一的表情，假面戴了太久，就摘不下来了，"唯一"到哪怕我笑了，都不再觉得开心，只会觉得尴尬和自认为配不上这个笑容，要是笑得突然一点，没"热身"开的话，还可能扯疼自己的表情肌。

  作为一个非住校生，在午休时间我只能在教室里休息，因为寝室里是没有我的床位的，其他同学都在寝室休息，也就是说，整个教学楼，只剩下我一个学生。唯一值得庆幸的是，我带了手机，且在这个特殊的时段没有老师巡视，我会在前一天晚上下载好电影，第二天午休的时间看，也算是我灰暗岁月里为数不多的喜悦来源。

这个活动起初还是能够让我获取快乐的，我可以将自己想象成电影中的主角，去经历精彩的故事，渐渐沉浸于其中的情节，忘却自己并不喜爱的身体。

但看着看着就会突然有一个不知从哪里冒出来的陌生声音：你看了这些有什么用？你已经声带受损了，你当不了明星，你的人生已经失败了，你只配当一个观众，看着别人表演，投递你羡慕而嫉妒的目光。

这个声音的说服力十足，总是能在一秒内把我从情节中拉出来。我真的不知道它从哪里来，这完全不是我说话的风格，也不是我习惯的思维方式，但当时的环境里除我之外再无他人，难不成我是中了蛊？想到这我放眼四周，空无一人的教室，窗帘紧闭，突然"砰"的一声，把我吓了一跳，回头一看，原来是被风吹动的门猛地关上了。

但我不禁怀疑，下蛊，是真实存在的吗？

我当时很茫然。其实我想要的很简单，只不过是想过得快乐、睡得安稳，但这两项简单的要求，在我16岁的时候，没有一项可以被满足。

再次醒来，眼前是一块泛黄的天花板，我躺在三张凳子拼在一起的"床"上，上课铃快要响了，同学们都要过来了，我不能流露出半点疲惫的模样，我得赶紧振作起来。咦？这是我的手吗？为什么没有知觉了，我用力撑起自己，我的手并没有麻，但我却感受不到它是我的手，睡意犹存，眼前的一切都变得异常模糊，那陌生的声音又开始向我虚弱的意识进攻。我、我、我到底是谁？我快要受不了了，我只不过是一个16岁的孩子啊，为什么？要让我承受那么多本不属于我的东西，又夺走那么多本该属于我的东西。

迷迷糊糊之间，我的记忆断了片儿。

抑郁症
的病理反应

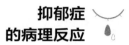

　　这样的日子我熬了一年，每天几乎零社交，只是上学放学，回家喝药。独自一人穿过华灯初上、景色绚丽的街道，但我的脑海是空白的、眼神是失焦的，我仿佛对一切失去了喜爱，别说未来，我连明天的太阳都不敢面对，觉得刺眼，能把我瞬间蒸发，像电影里的吸血鬼遇到正午 12 点的太阳一样。

　　我也不再计较自己死或不死、生或不生，我权当自己已经死了，什么都不想管，什么也都没有能力管，精神已经死去，生活只有听从和被安排，没有丝毫个人创造力的体现。之前我可以在音乐中借着旋律唱出自己心底的情绪，现在没了，什么都没了，连说话都有障碍，为了噤声，后来心理上也开始习惯不说话的状态，仿佛潜意识都在欺负我，把我当个哑巴处理。

　　别看我每天上学放学的，其实我连数学课教到哪页都不知道，但翻开课本，却布满了笔记和重点部分的下画线，字迹是我的，不可否认，可奇怪的是，我丝毫没有熟悉的感觉，甚至是一点印象都没有留下。

我感觉自己每天就像一朵乌云，从这里飘到那里，就这样飘来飘去，心无所属。家庭不再是温暖的港湾，因为我已经失去感知的能力。冷或热，对我来说有什么差别，并不能唤醒我身为生物的生命活力以及最基本的身体机能。

曾经热爱的音乐，如今看来也只觉得厌倦，看见屋里的小提琴、吉他，只觉得那是困住我心灵的枷锁。也许原本声带上的毛病并不至于把我击垮，但是我曾经对音乐的热爱，助长了病魔的嚣张，才落得如今的这步田地。爱也许还在，只是埋藏在太深的心底，深到我自己都无法察觉我还有心。我再也不能愉快地享受音乐，无论是自己唱还是听别人唱。自己唱的话，张开嘴就想起曾经做喉镜的感觉，慌得我立马闭上嘴，忘记自己曾经是个歌者。

若是听别人唱的话，仿佛听得见那个歌声的主人，正在嘲笑我，无法像他那样自如地使用声音，越是到转音高音，那嘲笑声就越是猖狂。看电影则稍微好一点，但我必须调到静音看，才能保证自己不被声音扰乱心的平静。可以这么说，在那段时间，尽管我只是病了，但几乎已经让我感受到了身为一个哑巴的所有生活体验。

　　我记得自己小的时候看过一部港片，是以第十八层地狱无间道命名的。当时的我并没有看懂，我问父亲，该怎么去理解这部电影。他告诉我，不需要着急去懂某些超越你年龄层面的知识，时间会将道理灌输进你的大脑，到时候你想不理解都难。现在我算是彻底理解了，觉得那时候被迫噤声的我，活像电影里卧底在黑社会之中的警察，并且我一直觉得，这个角色——在第一部中——是最具悲剧色彩的人物。

　　我明明是一个乐观外向的人，却被病痛折磨得惜字如金；我明明是一个开朗积极的人，却因长久噤声变得抑郁、沉闷；还有，最让我心有不甘的是我明明可能获得更多我梦寐以求的东西。也许没有那件事，我早就成为万众瞩目、家喻户晓、前途无量的童星，并且这在我原本的人生剧本中理应是合情合理的规划，但我现在，只能跟所有普通孩子一样在这个教室中。我对未来失去了期盼与想象。

　　我不敢细想，一细想就想结束自己的生命。（看到这里的读者不要慌，这种反应是抑郁症带给我的病理反应，现在的我，已经康复了。）

　　因为不敢细想，所以对于那段人生的回忆都特别淡漠。

　　但，尽管我与世界关系决裂，可那只是我内心单方面的想法，世界并不会因此就剔除我在人世间存活的状态。

　　从高二开始，我改变了一些自己的内心想法。我认真地思考了一下，自杀这件事，我是不能够做的。这是为我父母考虑过后的决定，既然我甘愿为他们保住这我早已厌倦的生命，那我还有什么事情是做不出来的呢？我已经失去了声带的健康，往后的人生，不管走向高峰还是低谷，于我而言都是同样的破罐破摔。生活已经欠了我，那接下来的人生，我打算乱来，我的人生已经受到了亏欠，我就要这个世界还我舒适。

带着一股莫名升起的怒火，我竟开始了认真学习的生活。我将作业中的一道道难题当作拦路虎，一次次怒火中烧地用笔杆子充当打虎棍将其乱棍打死，写完一个科目的作业就好像取得一场战役的胜利。我沉溺于这场"战役"之中，完全没有想到在这个自我游戏的过程中，我真的练就了一手炉火纯青的"打虎棍法"，造成了我在下一次的月考中获得全班第一的结果。而且更离奇的是，我的上一次月考成绩是班里的倒数第五，年级成绩直接进步了七百多名，而全年级总共只有七百六十几个人。

我一言不发、一句不讲，没有任何社交，封闭到连我的同桌都不曾听过我的声音是何种样子。几乎丧失人生所有体验和情绪波动的这样一个人，居然凭借考试成绩全班第一这件事，成为班里的焦点人物。

当全班同学为我鼓掌的时候，我记得我笑了，大家肯定以为我那是因为获得好成绩的喜悦笑容，实际上，我在感慨命运的奇幻。

　　班主任当时也不敢相信这是真的，他一度怀疑我是抄的，当他查座位号后发现，我考场座位周围坐的都是一群成绩一般的同学时，他长吁一口气，唯有奉劝自己相信这个世界是有奇迹的。

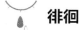 **徘徊**

我不太走心地应付完高考。不知道是什么惯例，中考和高考这种日子里，我们那座城市都会莫名地下异常寒冷的雨，也许这就是传说中的冰雨吧。冷冷的冰雨在脸上胡乱地拍，不过我很喜欢，雨水够冷，我才能片刻地脱离脑中的苦海，体会现实的触感。那触感是冰冷的、没有温暖，正如这现实一般，我发挥失常，考入了南方某省某民办二本院校，主修法学、辅修心理学。

刚进入大学的时候，我的心情相当复杂，因为当我反复查看再次确认，我的专业不是音乐，不是电影，不是武术，是一个与艺体毫无关联的学科时，我有一种深深的、跟自己决裂的感觉。我很不开心，我觉得我好像替另外一个人报了到，在这里替他读书，而那另外一个人究竟是谁呢，不用东张西望了，照照镜子吧，就是我自己——而已。

所以当大学第一天刚去报到的时候，很多同学都是快乐的，而我却感到无聊。没有人会明白我内心最真实的想法。我不会说，我也不方便说，我更难以解开自己内心的枷锁去跟别人说。大学，我居然稀里糊涂地进入了大学，尽管我的身体在大学校园内，我的灵魂却依旧住在初中，依旧傻傻地相信，那个声音完美的自己会再回来。我灵肉分离地在大学校园飘荡着。

况且，这还是一座我并不喜欢的城市，充满陌生感，也许不只是城市，所有的一切都令我感到陌生，我都不喜欢，我本就抑郁且迷茫，也根本没心力跟陌生的环境熟络起来。还记得当我第一次踏进那间大学宿舍，我一度以为进了恐怖片的拍摄现场，昏暗、无光、零乱……我站在寝室阳台看着远方，尘土飞扬，泛黄的一片天空，我摇了摇头，仿佛当初练武时看到旁边同学压腿的那根低杆一样，唉，太落后了。我只希望这几年尽快过去吧，我什么都不想学，我只想回家，或者，我只想快点度过这一段残缺而不遂我愿的人生吧。

这是一座曾经被视为红色根据地的城市，我历史学得不好难以多作介绍，并且我也一直对历史没什么兴趣。人这一生自己生活圈里的事情就不计其数，哪有什么闲情逸致研究过去且还是别人的故事？能研究历史的人，都是幸福的人，至少他们能在处理好自己的生活之外拥有闲暇的时光。这里的军训也极其严格，一站让你站一下午，又一站让你站一晚上，我一直不能理解这到底有什么意思。这一下午、一晚上的时间我要是用来背法条，可以背半本，我感觉自己好像看不惯这里的所有。

军训结束后的一段时间倒是算过得还可以，毕竟大学不比高中、初中那般封闭，课也不是很满，算是比较舒适，起初当我面对这般轻松的生活，我的心理反而得到了一些放松。我在这放松中，让自己能够暂时淡忘过去那段记忆，毕竟是在一个新的地方，任何东西对我而言都是陌生的，都是新的，而环境的新，给了我很大的创作空间。我萌生了一个新的想法，那就是忘记自己的过去，就当自己是一个普通的学生，就是单纯地享受这段大学生活，假装自己没有过去那么多曲折经历，仅仅是一个普通孩子升到大学而已。尽管内心很虚，但我想先装作如此。

所以大一那年，我每天的生活就是有课上课，没课打球，偶尔跟朋友去吃吃饭、打打游戏，日子过得还算充实。我一度觉得自己可以融入群体了，我向这个世界露出了久违的笑容。但我总觉得，如此充实的生活，还是缺少了一些什么，至于究竟是什么东西，我无法深究，一细想就有一种晕车的感觉。

我开始抽烟了，其实我很早以前是不喜欢烟味的，但不知道为什么，当我成了自己讨厌的那个"我"以后，就开始莫名其妙地喜欢香烟的味道。我不解，世界也许也不解，声带我也不想再保养了，我在它身上受过的打击已经有无数次了，心累了，就不想再保养它了。

我隐忍，当作从来不曾喜欢过音乐，也从来没有唱过歌，假装自己只是一个普通的学生，一路过来都很普通，就像是路人甲乙丙丁，直到死去那天都不曾在哪里留下过姓名的那种普通人。但，我终究还是在学期末放弃了这种"假装"。2015年的某一天，一个室友扛了一把吉他回到寝室。听说他加入了吉他社，打算学吉他来吸引女孩子。我不作任何回应，只是内心总觉得被什么给牵住了，看见了乐器，就好像看见了自己童年生活的横截面。之后的每天晚上下了晚自修，这位同学就开始他的"创作"。为什么说是"创作"呢？因为唯有初学者可以弹出如此有"创造力"的旋律，这种旋律一下子超出了我对音乐的理解。于是我实在听不下去了，就抢过他的吉他把玩起来。稍微熟悉了一下操作后，我轻刷起很久以前曾经经常唱的一首歌的和弦，弹着弹着，竟情不自禁地唱了起来，这一唱把我积压多时的音乐能量都给激发了出来，我感觉体内的洪荒之力失去控制般地奔涌而出，和弦越刷越带劲，唱得也越来越进入状态，我甚至感觉到脖子上的青筋都在跳动。

等我再次回过神来，额头上冒着汗珠，我喘着粗气，睁大了眼睛却看不见什么，只觉得所有的注意力全在自己体内。抬头后才发现，室友们都瞪大了眼睛看着我，然后便七嘴八舌地说起来："周董，原来你唱歌这么好听。""不愧是周董，跟乐坛天王同一个外号的男人。""这要是给你拍成视频传到网上，绝对能火。"

我被他们的一连串言语吹捧打了一个措手不及，其实我已经不知道自己这样的声音好听与否，极其没有自信，但我格外享受唱歌的感觉，那种感觉仿佛能把我从现实中抽离，进入一个没有烦恼的乌托邦。

室友中有一个人，我比较喜欢跟他打交道，他本人也非常有个人魅力和特色。他叫阿泡，全外号叫"克丽丝阿泡"，来自驻马店，由于家境优渥，我常调侃他为驻马店店长。这是一个深谙世故门道的孩子，他从初中到高中都是他所在学校的风云人物，"风云"久了，习惯仰着头、大摇大摆地走路。

到了大学依旧这么一副德行，只可惜身后已不是往日在老家有小"粉丝"跟随，经常被别人当作神经官能症患者看待。一开始我对他昔日风云人物的身份也颇为怀疑，阿泡一米七三的个儿，细皮嫩肉，体重不足 100 斤，看起来弱不禁风，五官也并不舒朗。问他当初是怎么混到校园的风云人物，他只是很淡然地看看我说："有钱能使磨推鬼，你听过了吧？有钱还能使太阳绕着地球转，你知道吧？"这个回答让我对他瞬间"肃然起敬"，用了一个夸张手法将一个世界公认的自然规律、宇宙定律给逆转了过来，尽管在现实中并不成立，但表达出来的那份金钱的魔力简直是把词类活用的魅力完全散发出来了。

我也因此对他的印象不同于其他几个"书呆子"室友。因为在我看来，读书是一项任何智商正常者肯花时间都能做好的事情，而个人的人格魅力是可遇不可求的。

克丽丝阿泡作为"退役风云人物"的同时，也是一个文艺青年，爱好一种比较接地气的艺术表达形式——吹牛，唠起嗑来仿佛来到了春晚的小品现场；他对音乐也拥有极大的兴趣，可无奈先天配置不够，天生一副公鸭嗓，除了儿歌之外，哪首都唱不下去，也唱不上去。唱着唱着他自己就陷入人生怀疑之中，去KTV也只能唱唱奥特曼的主题曲，什么"新的风暴已经出现，怎么能够停滞不前"，一般唱到这句他就会识趣地停滞不前，因为实在是不好听，与我这个后天糟蹋自己配置的人，在某种精神层面其实有类似的感受。

因为这样，他与我成了当时比较谈得来的好哥儿们，在20岁左右的年纪里，"哥儿们"这个身份是用坑的方式来表达友情的。他在我本人不知情的情况下为我报名了某学院举办的歌唱比赛，我丝毫没有心理准备，得知后觉得十分不妥，但是积压在内心深处的那些音乐细胞又蠢蠢欲动。有时候人就是如此矛盾，因为你的潜意识和主观意识可能根本就没达成一致，但时间并不会等着你。当我莫名其妙地站在一堆陌生人面前时，我突然发觉，我脑子好像一片空白，阔别舞台太久了，实在是太久了，久到我已经快要忘记。

站在这个角度所看到的风景原来是这样的，尽管我好像不再沉湎于过去，也不再因嗓子感到疼痛了，但我，却失去了使用嗓子的能力，我仿佛连张嘴的能力都失去了。前奏开始响起，我拿着麦克风，手心止不住地冒汗，麦克风，哇，原来是这种触感，久违，太久违了，我实在是忍不住要感慨。这一切于我而言，是我前面三年时光里每天做梦想要再拥有的场景，但我好像，真的是，不懂该如何开口，太久的阔别之后，我好像觉得自己与这一切格格不入，我是普通学生？还是昔日歌者？我不知道自己是谁。前奏已经过了，该到歌词的部分了，但我却始终开不了口，只是静静地看着前方，意识已经不在眼前的世界里了。

我拼命想要逃避的过去，再一次地卷土重来，攻占了我的大脑，茫然失措的我就像是一台死机的电脑，站在那个舞台，台下尽是嘘声，等我再次恢复意识，便狼狈地逃离现场。

我忘了那天晚上是怎么结束的，我的脑海想过什么问题，但我忘不了，当天满堂的嘘声，我逃避了这么久，还是撞回曾经的枪口上。那次失败的复出经历，使我原本有所好转的心情，再一次阴云密布，且比之前的阴云更加厚重。作为报复，我给阿泡报名了模特大赛，让他迈着鸭子步和一群一米九几的大个子比比风采。

幸运的是，那个学期没几天就结束了，我回到家中进行为期一个多月的休整，也就是所谓的寒假之后，又可以将此事淡忘。我发觉，当一个人在一个自己喜欢的城市与在一个自己不喜欢的城市时，所作出的表现是截然不同的：在不喜欢的城市遇到不开心的事情会更加不开心，遇到开心的事情会觉得并没有多么开心，而喜欢的城市则反之。所以要治疗抑郁症，最好搬到自己喜欢的城市住一段时间。

第二学期如期而至，当我再次踏入这座我不喜欢的城市时，我有了一种很奇怪的感觉，仿佛一到那里，我就感受到当天复出失败那满堂的嘘声，好像那嘘声一直留在那城市，在空气中回旋。一下高铁看见阴雨天里的那座城市，那种曾经压抑到喘不上气来的感觉仿佛又都回来了。

祸不单行，回到学校发现我最好的两个哥们儿在那个新学期里不约而同地选择了退学，看着我下铺和对面寝室空荡荡的床，我不禁感到一丝凄凉和孤独。大学同学来自天南海北，以后的人生几乎也不可能会有交集，他们的退学给我的感觉就像是永不会再见一样伤感，尽管那是我入学的第二个学期。但这两个人一走，我突然对整个学校都产生了陌生的感觉，看着那两张空床，我想起我们三个人当初一块上通宵网，喝威士忌配七喜，去市区玩以及军训的时候往劣质鞋里塞卫生巾的画面，很有趣也很值得怀念。只可惜未来，我只能怀念，不能再度上演。

其中一个退学的就是克丽丝阿泡。阿泡在拥有了一台游戏本之后，终日窝在寝室打游戏，整月不去上课，被班主任在寝室抓个现形，罚他去田里种菜。这个农民出身的班主任想法也是够"乡土"，家境优渥的泡兄哪懂什么种菜，吃菜还差不多。而这种属于野菜系列的蔬类，他连吃都没吃过，在对种菜的无法理解之外，他说他生平连锄头都没见过，叫他种菜这件事直接打碎了他的世界观，仿佛让他看到了异次元空间的活动，深受打击的他，选择了退学。

果然，他的退学理由就如他做人的风格一样独特，富有令人捉摸不定的随性感。

另外一个哥儿们是因为家里真的是种田的，供他读书比较辛苦，再加上他本想读法学，却被调剂到了社会学班，与他的意愿不符。觉得社会学并没有什么实用的知识，就退学了。

我们的寝室，没了我和阿泡的对口相声之后，失去了往日的喧嚣与热闹，欢笑逐渐远离了我们寝室，开始变得死气沉沉。

时间飞逝，我发现整个班级甚至说学校，再也找不出曾经如那两个哥儿们那样与我灵魂契合的同学。我渐渐感到麻木，也愈发沉溺在自己的小世界里，自闭，拒绝跟外界接触。我的体内对正常的情绪开始产生排异反应，面部再次被锁定于一个表情，与身边的生活又拉开了距离，不再和班里的任何一个人交谈。每一天我都活在回忆里，从我最初拥有梦想的那个阳光充足的午后到我声带受损那个阴云密布的傍晚，不停地循环播放；或者活在未来，想象自己再次获得完全健康的声音，站上舞台，获得全场的欢呼和喝彩。

总之，我讨厌眼前的学业、校园、室友、寝室卫生、装修地板以及这个城市中肉眼所能触及的一切，我都讨厌；我甚至讨厌镜子中那个处于这个城市的自己。我的人格开始分裂，我看见自己的样子都觉得陌生，我只想离开这里，我的思维已经不听我的使唤，我的大脑会突然冒出一堆想法，没有征兆。我越发感受到自己人生的不可控，越发对自己感到陌生，越发觉得自己已经人格分裂，越发觉得活着可真是一件累人的事情。我厌恶、厌倦、憎恨眼前、脑后甚至所有的一切，我只想没有任何想法，我只想安安静静睡一个充实的午觉。

2016 年的秋季，某个选秀节目出身的男星因抑郁症自杀了。我查看着他生前发的微博，都是某些极端情绪下发表的言论，惹得评论区的人都觉得这些文字很恐怖，只有我懂他当时的感受，觉得心疼。我不解，这个世界，曾经我觉得与我是如此相似的人，现在居然也如此相似。我一度感觉这个世界是假的，为什么，曾经我们都是那么开朗、幽默，那样单纯地热爱音乐，然而七年之后，又是相似的抑郁症，只是他比我病重一度，先我走了一步。

他的死讯，我总觉得是一个来自未来的暗示，我从之前相对稳定的中度抑郁症状态变成了重度，我的潜意识里那个陌生的声音又出现了，仿佛在催促着我的死亡。

那时候的我对门外的世界充满了恐惧，整天地躲在寝室，我极度地害怕醒来，就像一只躲避太阳的蝙蝠，我受不了白天熙攘热闹的人群。我害怕看见别人的笑容，我会感觉拥有笑容的人都是我不能理解以及不能理解我的外星人，而且我看见的每个笑容，都觉得是在嘲笑我。我不会笑，而且可能再也学不会了，我看不得别人悠闲的样子，我的精神状态时刻处于高度紧张，尽管周围并没有什么实质性的威胁，我却有被害的妄想，我害怕我早起以后就看不到当天的夕阳，晚上睡觉以后又不想看到第二天的朝阳。总之，我对这个世界的一切都格外厌恶，我只想逃离，我只想到一个只有我一个人的地方去。我多想大声喊，我多想不要明白残酷的现实，我多想回到儿时，多想，什么都不用想，只是发呆。

我想死去，却无比渴望活着；我想活着，又不甘心放下想死已久的念头。

我的头脑已经不是我的，我开始迷恋用头撞击墙面的感觉，咚咚咚，像是重低音的鼓声，也像是篮球击打地面的声音。我喜欢这个行为，因为只有肉体上的疼痛感，才能让我缓解精神上的紧张感，一直撞到眼冒金星，才感觉大脑能够得到片刻的清醒。

我时常在半夜的时候，一个人爬下床，在窗台边抽烟。那一天，我照例来到窗台前，点燃那支烟。那烟头像是卖火柴的小女孩在冻死之前划亮的火柴，它是一个非生命体。不知为何，每当我看见火种，总觉得是一种生命的象征，我吸一口烟，那烟头上的火星便旺盛些许……我竟然看着一个烟头都觉得自卑，连它都似乎有着比我更强烈的求生欲。

我看向窗外，我的寝室处于顶层——六层，但我看下去仿佛感受不到深度。这样颓废的生活到底有什么意思？我每天的心情就像接到病危通知书一样，我有点撑不住了，这里的每一个人我都觉得不认识，尽管我叫得出他们的名字，但没有一个知心朋友，我也无法适应这样的生活，我找不到什么能活下去的理由和盼头，我真的是失败透顶了。想到情绪激动的时候我竟猛地踩上了窗台，扶着窗台上沿，我探出一只脚感受踏着风的感觉，往下看，感觉自己已经失去了深度的概念。

　　长期以来的情绪麻木使我活在人间却无法懂得人间的道理，之前所学的知识仿佛都已不存在，我就像一具空壳，丰富的情感都被深深地锁在内心之中，想要突破枷锁，就要摧毁这具已经空洞的肉体。那肉体于我而言已不是身体的一部分，而是我的拖累，是限制我的牢笼。之前听别人评价，抑郁症患者都拥有死的勇气，为何不愿意拿这份勇气面对生活？其实抑郁症患者自杀，从来不是什么杀死自己的勇气，而是求生欲的另一种表达形式，只为获得自由，奈何被身体限制了去路，所以抑郁症患者的自杀根本不是不懂内情的人所想的不自爱或者勇气爆棚，他们——哦，不对，是我们——只是无可奈何，又想获得解脱。

人生正确
的打开方式

回到床上的我，睁大了眼睛，望着黑暗中的一切，那黑暗中有些许金色的反光，我想可能是我太过疲惫而眼冒金星了。我回顾这些我所能记住的所有，来时的路，从记事开始，直到今天，刚刚从窗台边走回来的场景。

我真的很感慨，同样的一个人，在不同的时间段，竟然可以有如此巨大的反差。我笑了笑，我不明白这是人生必经的过程，还是我又出格了，成为独特的那一个人。我开始怀念，小的时候，幼儿园放学，坐在父亲的自行车后面，父亲一手握着车把，一手拿着雪糕。

有时候我坐在自行车后座，手里还拿着新买的玩具，我将这样的体验简单地理解为是一种幸福。那时候的天空很蓝，云层稀薄，心很容易被装满，路很宽，阳光也异常温暖，而我除了快乐别无他感。

想到这里，眼角悄然撇下了泪滴，我为什么会活成今天这副样子？完全不知道自己是谁、在干什么，为了什么而苟延残喘，为了什么在坚持走着这一段没有快乐的人生之路，只有满身的负能量与我相随。如果……算了，不可能，没有如果，都这么多年了，要是有的话，早就出现了。

　　我停止了奢求"如果"的想法，继续在自己的回忆中享受片刻安静的时光。我突然想起来，小的时候，尽管我得到过很多认可，但其实，也还是有些许人会对我的明星梦表示质疑，当初也有人对我说过"这是个遥不可及的梦想"之类的话，可我当时的反应可谓是气势磅礴、不可一世，气场中蕴藏着举世无双的意思，我会生气地告诉他："不要因为你觉得这个遥不可及，就认为它对别人来说也遥不可及。"

　　对啊，想起这个，我居然有种找回自己的感觉，原来我曾经是那样一个心气高傲的少年，怎么越长大反而越胆怯了呢？越长大越不如从前了呢？我的意识一瞬间清醒了起来，仿佛触到了内心尘埃之下的开机按钮。想想当年，那仅仅是儿时的自己啊，就已经如此心理强大，完全不被外界的人和事影响，我只怕我自己的精神萎靡不振。

　　儿时的我不怕苦不怕累，在武馆里头训练，从来没叹过一口气，吃得消吃不消的动作，全都咬着牙练。有一次在家练下腰，我起来的时候没拿捏好力度，从半米高的床上一头栽向地板，额头着地，肿起一个大疙瘩。我当时的感觉并不是疼，而是恨，恨我自己太弱，连这么一个简单的动作都会失误。过后的几天，我就一直努力地练熟这个动作，等到下一次回到武馆训练时，出色地展示给大家。

我极其享受他人对我投来羡慕的目光，我极其渴望被关注，我极其想要成为比其他所有人都优秀的人，所以当我经历病痛时会格外痛苦。一个人对自己要求有多高，失败的时候所承受的打击就有多大。

可我不愿，就因为这一次的失败，断送我的一生；我不信，一个人会被一场挫折就击败；我不信，一个天生要强的人，会无法摆脱抑郁的阴云；我不信，我这一辈子，只能被困在那场回忆里。

我要快乐，我要成功，我要恢复正常，我要体验所有其他正常人都能体验到的感受，我要回来。

我一定要健康，我一定要拿回那些错过的掌声和鲜花，我一定要让自己拥有一段极度快乐的岁月，以补偿我这么多年来的抑郁。

想着想着，我的肺部仿佛燃烧起了一片火焰，胸膛微微起伏着，喘息开始急促，曾经的意气风发、不可一世仿佛又重回我的体内。曾经的我，就像是一头牛，后来因为生病，思路越来越窄，钻进了牛角尖里，我所有的自卑都建立在过分自信这个地基上，只是后来海平面上升将这个地基淹没；但如今，心理的地壳运动，让这片地基再次升了上来，我的思路也从牛角尖回到了牛本体，我的心跳、呼吸都在加速，接下来的一切我都要做到最好，我就算是嗓音不好，我就算是哑巴，我也要活出我的态度。

我要做回曾经的自己，管不了那么多了，音乐只是散发个人魅力的一种工具，要想表达个人魅力远远不止这一种表达形式，如果一个人有魅力，就不愁没形式去表达。

我不能死。

路有很多，各条路上也都群星璀璨，在一条路上走到黑太傻，所以我选择拒绝再傻。

命最重要，没了命，什么都干不了。

命是 1，才华是后面的 0，前面的 1 没了，你的才华也都烟消云散；在保证 1 的基础之上追求后面的 0，才是人生的正确打开方式。

接受不完美
的自己

第二天起，我就告别了往日颓靡不堪的生活。早起去上课，下课之后便去图书馆，埋头看书，其实除了唱歌之外我也并非一无是处，因为爱好艺术，所以我对文学也有一定的热爱。

我喜欢文学、小说、电影剧本这类东西。在保养声带的那段无声岁月里，我就爱翻看那些大人物年幼青涩的文字记载，这样的阅读让我有一种和名人贤士共克人生难关的即视感。

我将我诗意的文字发布在任何可以书写的地方，受到了很多人的点赞，原来，脱离了音乐的我，也可以获得他人的肯定。

这些年来我失去了太多，掌声、鲜花、夸赞都离我的生活如此遥远，连"言论自由"都曾离我而去，身边只有无数的病历单和各种药，我已经不想再回到那种生活了。我仿佛回到高二那年一个月进步七百多名的那种心理状态。但这次，我要的就不仅仅是成绩那么简单的东西了，我要的是我余生的快乐。

我在这些年失去的东西，在未来的岁月里，我都要一点一点地拿回来。

　　艺术并不是被锁死在专门的科目里，任何一样技艺运用得熟练，熟能生巧过后，其实都可以升华到艺术的高度。就比如写字吧，普通的写字仅仅为了意思的表达，如果说写得特别棒，那就变成了书法艺术品。一件事，如果能够做好、做精，做出高阶的玩法，那这个人在这件事情上就达到了艺术家的高度，所以我大可不必再纠结声带上的事；退一万步讲，尽管声带受损了，但我仍然拥有唱歌技巧，依旧可以秒杀非专业人士，我理应早一点拥有这一份"阿Q精神"。当完美主义得不到想要的结果时，其实这种追求完美的思想会给自己造成极大的伤害。

　　过分追求完美主义有时候才是人格不完美的一种表现，因为人无完人，金无足赤，完美是不存在的，能接受自己不完美的人，才是真正的勇者；不懂得变通，硬是要坚持完美主义，深夜里的自我谴责就够你受的了。

回到原地

抑郁症，像是体内负能量集合所组成的一只困兽，被压抑着、束缚着，没有得到合理宣泄，因此这只困兽拥有极深的怨恨和恶意，在你找到合理的宣泄途径前，它会在你稍事放松的片刻，夺走你正常的情绪和思维，但我知道该如何解决它的存在。

我们人类最大的烦恼就是记性太好，而最伤害自身的就是那些不美好的回忆，刻意的遗忘反而将坏回忆更深地刻录在脑海中。我患上抑郁症的体验就是我在每一天醒来的清晨，都无法相信这是新的一天，我永远以为我还活在声带受损前的岁月里，仿佛那场经历不是病，而是死亡。这就是PTSD——创伤后应激反应——的表现。抑郁症是苦难的余温，且很有可能造成下一次的摧毁性苦难，苦难发生在人与人之间，还能得到他人的帮助，而抑郁症却只会在自己体内发作。

　　除了自己，实际上没人能帮你，心理医生也只能辅助你自己救自己，而最好的救援就是让你找回自己，找回你得病前的生活状态。一个人不可能在稳定的生活状态下得抑郁症，一定是经历了一些事、失去了一些亲人、患上了一些病、受到了一定的打击之后，才陷入情绪的沼泽。所以，回到原点，回到最初的起点，找回自己最喜欢的姿势，不要管标不标准，用自己感到最舒适的方式做人，不要管别人会怎么想，因为所有的生活习惯，都要以你自己为主，不要跟随别人的节奏，除非你能在跟随节奏中获得愉悦。总之，适合你的，才是最好的，让你开心的才是值得使用的。

　　于是，我开始放空自己，不再纠结于那些不能改变的既定事实，那些让我后悔的事情，我既然已经没有改变它们的能力，那我唯一能做的便是接受它们已经存在过，重点不是"存在"，而是"过"，它们都过去了，过去的事情，没必要再理会了，像是忘掉一个很浅的梦，忘记那些于未来没有利用价值的回忆。反正该存在的依旧存在着，我的肉身依旧存活着，只要杀不死我的肉身，这些经历只会让我更加强大。

　　我将对自己的定位，再次调整回儿时那个习武的人，不再对那些不好的旧回忆以礼相待。

　　我当作自己重新回到小学，对眼前的世界重又唤起了久违的兴趣和好奇心，强求自己对没做过的事产生新鲜的感觉。

　　无论做什么事，都不要害怕失败。人世间最差的一种结果无非是死去，那在死去之前，所有的打击挫折都不至于让你丧命，既然如此，何不大干一场？最坏的结果也就是从头再来，或者换条路走，只要你自己付得起代价，没有什么可以打败你。

以上这些话看起来都比较理想化，但各位读者，千万不要以为读了这些话你就懂了。你们要好好地想想，然后投入实践中，不要看完以后第二天又跟咸鱼一样躺着了。写这些话时，可以站在圣人的高度或者巨人肩上，但生活中做人可不行，做人只有第一人称视角，没有仙云在身边缭绕，有的只是滚滚红尘一波未平一波又起，纷纷扰扰，是是非非。大家需要在生活中保持清醒和善于分析的头脑，理性面对工作，感性享受生活。其实光听是没什么用的，你一想，全是问题，你一做，都是办法，听完投入实践才能检验你到底有没有听懂，在实践中你会得到更好的状态，进入状态是一种莫大的精神快感。

我像是回到儿时研究音乐、武术的痴迷状态，对文学痴狂，咬文嚼字，推敲别人的文笔，我喜欢看小说不喜欢看散文，小说有逻辑、有故事情节、有脑洞大开。

我把很多文学巨制抱回寝室，然后模仿着名家的口吻写自己的心情，一度也梦想获得诺贝尔文学奖。曾经有一段特别疯狂的时期，我曾尝试把一篇文章通篇用金句的格式写，每一个句号前都是一段凄美的诗篇。

我回到原点，重新感受我的人生，感受我的每一次回首、每一步走动、每一个眼神。

与抑郁症这一困兽不辞而别后，就像拥有了新生命。

我也踏上了新的旅程。

从头开始

要想从头开始，说实话，也并非什么易事，我可以很轻松地迈过我自己心里那道坎，只要我能够想通的话。但我心里，多少会因为外界的目光而感到别扭，毕竟那段自闭的岁月也不是活在真空之中，我的改变要是太过突然，会在群体里显得格外突兀，所以我在班里依旧维持一个自闭的状态。

我找回了惯用手——右手，之前为了打好篮球刻意地训练自己的左手，以至于后来常常是"左右开弓"，蛮纠结的，现在就索性回到右撇子的状态，尽可能避免所有会让自己纠结的情况。其实人很需要保留一些最初的习惯，才能在这个变幻莫测、瞬息万变的世界中不至于迷失自己，就好像我之前误以为可以通过忘记自己来缓解坏回忆对我的伤害。

我可以训练自己的左手，就当自己是一个左撇子，忘记自己的姓名，给自己取了别的名字，也给自己设置下新的性格特点去投入实践，结果只是一再地感到别扭，到最后发现每天清晨醒来，意识模糊之际，我都不清楚我到底是谁，是否还活着，空荡荡的房间里，我只看得见纷飞着的坏回忆们，失去自我，被体内的病魔占据了肉身的主导权。其实有些是埋藏在心底深处的东西，就好像人的天性不该被忤逆，有些习惯，也是与生俱来的，人就要保持这些习惯，才能够认识自己，否则自己的身体会变成一具没有灵魂的空壳，每天只有最基本的感官体验，没有可以被用来评判思想深度的感觉。

同时我还摒弃了曾经养病时期养成的过分遵循科学的思维方式。其实遵循科学规律是对的，人肯定不能迷信，但是当时的我已经是过分依赖科学，任何东西不懂的，连个猜想都没有，就直接去求助百度，听专业人士的解释，而实际上这是很抹杀一个人创造力和主观能动性的行为。我又找回了自己曾经天马行空、大胆发言的思维与表达习惯，刻板遵循规则和标准的人也许更容易被社会接受，但这样的人一定无法做出非常有创造性的行为，打破常规又能保持优秀的人才是真正的 super star（超级明星）。

人一定要用自己喜欢的方式活着，做自己喜欢的事情，哪怕不能把它当成职业，也要忍下那份遗憾，保持那份爱好，否则人很容易迷失，而一旦迷失，就有可能去做一些极端的事情。迷失了的人，不是人类，是行尸走肉。千万——不要——让自己——找不到——自己。

当我在生活中更多地使用我的右手，用我独有的思维去再次认知这个世界之后，我明白了，我想我这辈子再也不会跌进抑郁的沼泽了。

有这样一句话：有的人死了，但他其实还活着；有的人活着，但他其实早就死了。虽然曾经我也活着"死"了一段时间，但只要精神还能活过来，每一具"行尸走肉"都还有"诈尸"的"第二春"。我的声带病了七年，其中两年几乎没说一句话，让我有一种在世俗中出家了的感觉，又被抑郁症折磨了近五年。心理上的疾病，没有捷径可以让你瞬间治愈，你必须通过找回能够让你感到舒适的习惯，然后用你强大的精神力量克服这个心理疾病，强硬一点，就像杀死一个客体一样，杀掉它。其实很简单的，只要你够狠，够愤怒就行，在绝对的精神力量面前，这种情绪上的"感冒"真是太微不足道了，但如果你的精神怂了的话，它可能就像一个两米多高的人在篮球场上对你的威胁。一切都取决于你自己。

我一直觉得自己活不过二十岁，我会因为抑郁症自杀，我曾经坚信会如此。曾经华灯初上、灯红酒绿、处处热闹的都市中心在我眼中都不存在一丝诱惑，那绚丽的灯光像是一张黑白的遗照，华丽的市区景象在我看来不过一片荒芜。

但没关系，今时不同往日，昨日翻篇，我重新开始，不抱有对明天的丝毫畏惧，也不再拘泥于昨日的忧伤情绪，一天一次翻篇，第二天都是新的起点，每一天都是我的重生之日。

最坏的结果不过是死去，且这是个归宿，每个人都要去。这样一想，便也不再孤独，每个人都会死，应该是这个世界唯一绝对公平的事情了。生老病死，人生就只有这么点底色，喜欢什么颜色，自己涂上便是，不要想着谁会来拯救你，哪个医生一定会把你治好。记住，只有你的心，可以治疗你的脑，也只有你的脑可以控制你的心，只有你自己，可以拯救你自己（只有心理疾病可以如此对待，任何思想情绪以外的身体上的不适还是要去医院）。

困住自己心房的茧，通常是自己编织出来的。

爱与希望

当爱与希望倒映成为暖暖的月光，昨日泪光就会随着时间蒸发。别轻易放弃，明天要许更多愿望，装满了勇气就很有力量。

人类是一种需要爱和希望供给养分才能生长的动物，这是我患病多年来得出最重要的结论。变态杀人狂中大部分都拥有不幸的童年时光，还有较小一部分是拥有不幸的少年时光。爱和希望是治疗一切心理疾病和情感障碍的最佳药方。

这世上很多变态杀人犯和精神不正常人士，都有一个共同的特点——"宅"，因为在"宅"的过程中自己的认知呈现一个关闭状态，个人思维会放大，想象力会充满整个室内，情绪也容易极端。人们往往在那个室内把自己当成世界的王者，自我意识被格外放大，情况严重者可能会忘却室外那个法治社会，在自己的一方天地里为所欲为、无法无天，最终移情到室外，造成犯罪行为。

当然并非"一棒子打死所有人"，也有很多"宅"得很优秀的人，比如一些作家，需要一个安静且能高度集中注意力的环境，那独处（或是"宅"）便是最好的选择，但总体来说，这并不是一个很健康的行为，要"宅"得适量，至少我每晚都会跑出去放飞一下自我，以至于不要再次陷入自闭，只愿与抑郁谈天论地。

要多和外界保持联系，你才不会觉得人生有那么孤独。

刚开始告别抑郁症，进行生活各方面机能和习惯的恢复性训练时，我觉得很快乐，因为有事情做的时候，我可以全身心投入，并做出我自己的 style（风格），意识也格外清醒，几乎摆脱了抑郁症的阴影。可每当手头的事情都做完时，我就会陷入一种心理亚健康的状态：呆滞。之前患病的时候，一有空就在想自杀的事。现在不想这些消极行为后，我的脑袋空空如也，仿佛手头没有具体的事，大脑便像是被掏空了一般，跟个掉线玩家一样盯着任意一样东西就可以待上好几个小时而一动不动，等到意识再度清醒，才发现时间已经过去了这么久，可感觉却好像才过了几分钟，还有我的注意力和反应敏捷度也都有明显程度的下降。

我在这种生活技能和习惯的恢复性训练中也感到有点茫然失措，忍不住想问问自己的内心，究竟自己还能否回归正常的生活，能否再回到精神最健康的状态。我已经不想做一个刻意而为之的"正常人"了，我只不过想做一个普通人，但是很明显，这是一个很没有意义的问题，因为这并不取决于任何在我之外的事物，就好像"心有多大舞台就有多大"。人的内心力量，不在于你有多少自我怀疑而变得强大，而是在于你有多少的自我信任，你才会变得有多么的强大。

如果你努力了却还做不到，没别的理由，一定是你还不够努力，很多人都把自己的能力困在自己心里的那句"够了"之下，其实只要你觉得还不够，就一定还会有提升的空间，人可以一直成长，直到他自己拒绝成长。

我意识到，当初因为身体硬件和软件的化学作用导致我拒绝社交，其实是一个错误的选择，它让我不得不只和自己交流，而当时的自己又只有病痛，交流的结果无非是病痛在自言自语，然后发酵，量变引起质变，陷入抑郁症的泥沼。其实当时要是我能够和外界，和他人保持一定的联系，以至于让我情绪平稳地度过那段时光，就不会有抑郁症什么事了。

我找回自己初中时的好友，在微信中保持联系，跟这些小时候就认识的朋友在一起，可以迅速找回儿时纯真快乐的感觉，极有好处，可以借鉴；在大学校园中也寻找了几个相对志同道合的朋友，大家晚上吃完晚饭以后，偶尔三五成群地聚在走廊尽头一起交谈，这是男生宿舍楼的日常，谈人生，聊未来，说胡话，感觉还是挺不错的，其实偶尔这么"俗"一"俗"也挺有味道的，长久不做的事偶尔做一次，这种新鲜感比较动人。

交际，可以让你更加有在这个世界存活的参与感；自闭的话，你会觉得自己就是世界。就好像徐正太说的那样，"我就像这个世界，这个世界是不会变的"，但其实那是虚假的，那是你活在梦里的以为。世界一定是现实的，没有书本里那么多鸟语花香、双赢合作，只有生存和更好地生存，也许为了生存得更好，不得不费尽心思，都是很正常的存在。我曾经问我一个室友，你说活着有什么意思呢？他回答说："你们这些家境还行的温室花朵就是喜欢矫情，像我们家里种田的，除了想要吃一口好饭，没别的要求，所以我们根本不懂什么是抑郁，人是要吃饭的。"说完这句话他就吃饭去了，留我一个人在原地思考人生。

对，人是要吃饭的，所有的抑郁都因为自己最初索求太多，因为得不到，或者得到了自己不想要，或者失去了自己心爱的东西却要不回。但是，人生在世哪有这么多"罗曼蒂克""嬉笑娱乐"，这一点对于走入社会已久的人应该会更容易明白。人，这一生就是为了寻找一个自己的生存之道，没有例外，有些人可能路走得顺了一点，意识不到，但说到底就是这么一个道理，让他家里破个产，他照样会变成身边那些懂得人间疾苦、会感慨世态炎凉以及人情冷暖的人。

现实一点，没什么不好，把感情表露出来，没必要遮遮掩掩，喜欢就是喜欢，讨厌就是讨厌。

存在的就是合理的，不违法不犯罪的事情，理论上都是可行的。

用所谓法律人的法言法语就是，法无禁止即为可行。

但这并不是让你们为所欲为，懂得取悦自己是一门艺术，至于这门艺术该如何钻研，你只能问自己，因为鞋舒不舒服只有自己的脚知道，让你自己舒适的方式也只有你自己去寻找。

在与他人的交往中也要遵循一个准则：不能无条件、无要求、不带有思想地跟别人混在一起，仅仅是为了排解寂寞，像《心灵捕手》里的威尔·杭汀非得跟他那帮朋友在一起一样，那是无意义社交。

要学会社交的艺术：择其善者而从之，其不善者而改之。别人优秀的品质，你觉得有实用价值，那就学，别人不好的品质，比较"low"的行为，当作反面教材，千万不要学习；人往高处走，水往低处流，一定要有一个明确的人生方向。

长大以后的时间过得很快，大学生活就这样匆匆地结束了。我背上行囊回到了家乡，就像不曾来过这地方。

其实我挺后悔的，如果我的声带没有受损，或者受损以后我没有被梦想长期囚禁，那些过往的青春岁月本该充满快乐，我应该会过着每天笑到下巴脱臼、表情肌痉挛、能够拥有 8 块腹肌的生活，可我没有。但是塞翁失马，焉知非福：我如今能够轻而易举地说出长篇大论，身为一个学生，能够偶尔给别人进行一下思想指导；身为一个年轻人，我懂得跟家里人一起探讨生意上的策略。现在看来，如果我没有得那场病，可能压根做不到这些吧。

回到家乡的我找了一个女朋友，我的朋友们和我的女朋友为我的重生世界增添了不少生机和色彩，让我感觉，生活的未来有光芒值得期待，漫漫人生路我并不孤独。这世界上很多事能自己做，但你在这世界上绝不可能全部事情都自己做，有一些东西必定是需要从别人身上得到的，而那份陪伴所带来的精神力量，就是自己一个人无法创造的存在。

　　爱与希望，是人类生长的必需品，就好像生命需要阳光、水、空气，而生活就需要金钱、才华、爱与希望，必需品缺一不可，否则生活将失去平衡，人就会产生心理疾病。

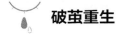

破茧重生

面临毕业，找工作的压力和毕业综合征让我再度陷入困境，我不愿从事法律和心理学的相关工作，因为我觉得那不是我喜欢的。

我当初选择这个专业只是为了给我的写作提供一些素材。

我想过很多，写小说、写剧本或者写公众号文章。但是写小说这一条路暂时碰了点壁，目前的市场对于小说作者本人的影响力要求有点高，我一个初入圈的新人，没有出版社敢合作。

写剧本是个不错的选择，但我并不希望自己仅仅成为一个幕后的编剧，哪怕是要做电影，我更希望是未来我功成名就之后，再自编自导自演地做一部属于自己的电影。

写公众号文章更是后路中的后路，也许等到我哪天只能在天桥底下说书的时候可以拿来当挣外快的手段做做，毕竟有文学梦的人，最想要达到的第一步一定是拥有自己书写而被出版社出版的一本书。

但其实，尽管我对文学创作有着一腔沸腾的热血，我对出版行业却是一窍不通，家里也没有在此行业工作的亲戚朋友。

我在出版界没有任何的路子和关系，只能由我自己孤身一人，在茫茫人海中如盲人摸象一般苦苦寻觅机会，期间遇到了无数的坎坷和挫折、推辞和拒绝、传销和骗子。在网络当中有很多江湖骗子式的编辑，明明自己公司出不起书，只做自费出版的，却还装作自己实力雄厚地说：小伙子你写的有潜力啊，就是差点意思，这样，我们可以让你自费出版，这个机会也不是人人都有的，因为看你有潜质所以提供给你。结果我转手把他们公司搜索了一下，信息表明，他们公司只做自费出版，对每个有出书意向的人都是这么一套营销话术。

我徘徊在人生的十字路口迷茫了一阵子，从学生向社会人的过渡中，不知道是我独有的烦恼，还是大家都会有差不多的困扰。

那一阵子，我仿似又丢失了笑容，时常一个人在傍晚时分，去体育中心的操场散步，看着熙熙攘攘的人群，大家都带着属于各自的快乐与欢笑，而我却神情凝重。唯一值得庆幸的是，我神情的凝重之下，不是对于自杀的考虑，而是对于生存的思考。

但该怎么做呢？万事开头难啊。

与我年龄相仿的曾经的同学们，也都陆续步入了社会，在各个工作岗位上为自己的未来奋斗。

迷茫之际做得最多的事情便是和同龄人小酌一杯，聊聊未来，谈谈人生。我这些同学大都在杭州市区租房子做"杭漂"；尽管官方资料显示富阳区也属于杭州的行政区划，但这个区着实"郊区"了一点，所以我们还是习惯把去市区工作的孩子们戏称为"杭漂"。

看着他们狭小的出租房，糟糕的卫生状况，还有他们处于基层岗位的一些工作生活见闻，让我不禁感慨。

尽管比上不足，比下倒是有余，至少我的家境不需要我如此——潦草地投入社会，在没想明白自己的路需要怎么走之前，先被别人选择；然后在别人分配的任务下度日，朝九晚五，在茫茫人海中浮浮沉沉。

人都是这样一种动物，每当遭遇某些挫折，便会回忆过去，从自身的经历中寻找破解瓶颈的方法。说实话，我是一个野心极大的人，也是一个内心极其狂妄的人，不然我在儿时也不会拥有当明星这样的梦想，也不会因为嘘声而感到如此委屈。

当我恢复正常、重获心理健康以后，我发现我心中依旧拥有儿时梦想，我也就不愿强硬地去要求自己效仿那些所谓成熟大人们的那份冷静和城府，来放弃心中的梦想。虽然我知道那可能可以获得一段平稳而幸福的小日子，但我不喜欢小日子，我喜欢刺激，喜欢激情澎湃，毕竟人只活在自己的体验之中，没有必要去执着于外界的标准。当我和世界不一样时，那就让我不一样吧。

我闭上眼睛回顾我的过往。一直以来，我都是班中那个最特立独行的人，没有例外。这一路走来坎坎坷坷曲曲折折，我受过很多打击、挫折和误解，也都扛过来了，得过抑郁症，也击败了抑郁症，差点还被确诊为喉癌的初期，尽管那次是误诊，但同样对我的内心是一次历练。没有什么能够击败我，我依旧活着，所有凑到我前面想要给我当头一棒，想要给我一个下马威让我就此改变自己的人和事，都被我一脚踹走，最终流落到历史的垃圾堆之中。我依旧是我，身体也许因为发育而发生改变，但内心依旧坚定地执行着最初的航线。我就是我，是响声不一样的炮仗。

我的脑海闪过那天我在寝室窗台收回那只悬在半空的脚的画面，我笑了，极其轻蔑的样子。我突然觉得，自己焦虑的样子真是好傻，我再怎么说，也是"死"过一次的人，我需要去焦虑、害怕些什么吗？眼前的这点问题，与我之前的问题相比，简直是自由落体过程中的空气阻力，可以忽略不计。

我也发现了我当时存在的问题：我是心高气傲了一点，当时只想着一步登天，一进入社会就进入登峰造极的状态。一本书都还没写出，就恨不得明天就有诺贝尔文学奖评委们决定破格颁发当年的奖项给我。

可是，现实在于，要想获得文学奖，至少你得先拥有自己的一部文学作品吧，那些牛要吹在纸上才能供大众欣赏，吹在空气里就只能消失，无影无踪。

我最大的问题就在于太看不起别人，我看不起出版社为新人开出的稿费，看不起制片人只喜欢流量小生，看不起现在的编剧只懂得写老套的情节，看不起现在的观众居然让莫名其妙的人也有了热度，但我却默默无闻找不到机会去改变。尽管我相信只要给我一个机会，我可以给电影市场注入一缕新的活力。当然，目前还为时尚早。

我想明白了，不能做一个行动的矮子、思想的巨人，脑子里想得再尽善尽美，它也只是一个理想化的假设，要想改变得从自身做起，一屋不扫何以扫天下，敢问路在何方，路就在脚下。我的"软件"没有问题了，我需要做的是输出，把自己的思想表达出来。否则，这些想法可能就只能在我脑海里自生自灭，这个世界其实很简单，你想要的东西不会凭空而来，就像电影《大话西游》里唐僧对孙悟空说的："你想要啊，想要你为什么不说呢？你不说我怎么知道你想要呢？没道理你说想要我不肯给你，你说不想要我非要给你。"

没错，这个世界有时就跟这个唐僧一样，你窝在家中，成功不会登门拜访，你只有主动向这个世界表达，才有人会给你想要的。

不开口，不行动，一切都只是一场梦。

于是我联系了我这本书的责任编辑，开始着手书写我的第一部作品。也许我经验不够，没有资深作家的老辣文笔，也许我的专业知识不及许多心理学从业人员，但我知道，我有我自己的优势，我有我的亲身经历，能带给你们最接近一线感受的心灵治愈，给出最浅显易懂的治疗体会。这份经历，甚至是很多心理学从业人员实践多年、花尽钱财也未必能得到的。

但是我有，并且，体悟极深。

必须
无所畏惧

　　我开始记录我的故事，曾经的鲜花与掌声、悲痛和泪水，一字一句地斟酌、书写，进入状态的时候会感觉时间过得很快，一口气可以完成很长的篇幅。

　　我找回了曾经的自信，用自己的语言表达着心声，希望这些与抑郁斗争的经历可以帮助有需要的朋友。我不再为自己感到胆怯，我想明白了，人生很短暂，能做的事情其实也很少，很多人最多也就能做好、做精一样事，要么两样，最多不超过三样吧。

　　这世界上有七十五亿人，我们都是地球人，我们是共存的，所以不要把自己困在自我封闭的真空中窒息，要去感受生活的美好。好好活着，认真工作，做好你自己，其余的东西，命运和世界会用委婉的手法馈赠于你。这世上只听说过没有才华的人乞讨街头，从没见过有哪个才华横溢的人饿死街边，如果有，那他一定是浪得虚名，并非实质优秀。

而越努力，就会越优秀。

可在写书的过程中与我的责任编辑在创作的安排上观点有一些相左，原本我打算通篇用一种说教式的口吻，把一些深刻的道理包上"糖衣"，让大家简单、轻松地咀嚼、消化深刻的哲理，领会到最精要的干货。

然而编辑希望我能写出自己的亲身经历，因为用那样的事实记载，既能让读者感同身受，又可展现出一种间接式的手把手教学，让读者随文字走一遍我的心路历程，会让他们更加懂得如何用第一人称视角实现自我救赎。

说实话，听到这个要求的时候，我犹豫了，我有点后怕，因为当我的情绪恢复正常，思维重归理智以后，我能够带着感情去思考这几年的过往经历，我变得有点害怕了。我害怕那个为了缓解精神疼痛而用头猛撞墙壁的自己，害怕那天在寝室窗台单脚悬空企图结束生命的自己，害怕那个感觉人生无望每天面无表情渴求死去的自己，我好像有点不认识他，但又不能不承认，他就是曾经的我。

是的，我经历了抑郁症，我走过了那段难熬的岁月，但现在竟被要求再次回忆一遍，并且要用文字记载下那些曾经困住我心房的细节，我迟疑了，我战胜了病魔吗？我战胜它了吗？

为什么我会害怕去记录它？为什么我会害怕去回忆它？

我会不会再一次进入那种情绪？再被回忆缠住？再次陷入深不见底的黑色沼泽？

如果我不敢面对那段回忆，那我还是真的康复了吗？我也开始自己问自己。

我是在逃避吧。

人此时此刻的模样，都是他昔日所言所行决定的。

我思考了很久，如果我不敢把自己的故事讲出来，曝光在太阳底下的话，那我可能只是在逃避吧，那段过往还有可能在人生的下一个路口又跑出来困扰我，如今的我的思维是可控的，如果我再一次陷入那种情绪，我不知道我还是否能走出来。

我想编辑说的是对的，不这样写的话，一来没有真实感，可能写出来的东西只是涂抹了一层"糖"的教科书，并不能让读者们有更为深刻的体会；二来如果我不能大方且若无其事地把这段故事说出来。说实话，连我自己也觉得我并没有完全战胜病症，像小时候要是我曾打赢过谁谁谁，我就能够很大方地说出来，因为我觉得我打得过他，他便不再对我产生威胁了，而我这次的迟疑，我想是因为我的精神力量并没有如此高完成度地压制住它。

我不应该也没有任何理由去畏惧些什么，选择这个主题后，我在写下这本书的同时，我更希望我留下的不只是这本书，还有我的精神。也许读过这本书的朋友们，遇到脆弱的时刻会因为想到我的经历，而变得更加坚强，坚强到令自己都感到陌生的地步，那是我能想到的最好的结果。

与世界的
和解

于是我提笔，从我最初的起点写到我今日的步伐。

而且，当我拿起笔真的一字一字写下去之后，我并没有在回忆的过程中感受到曾经以为会有的痛苦和障碍，我甚至觉得异常舒适、特别坦荡，之前好像藏着掖着，无论身处何方都好像有点做贼心虚的表现。当我把曾经度秒如年的时光用一种平淡的口吻叙述出来的时候，我发觉它们也不再是当初那么令我感到压抑的模样了，应该是因为我已经改变了吧，就好像，今日的伤痛是你明日谈笑的内容一样，那些曾经困扰我的情绪，如今在我口中也只是谈笑般的存在了。

也许偶有片刻会再次体会到当时的心情，但当写完一个章节之后又会忘记那种感觉，并且越是写有压力的章节，写完之后就越会感到格外释放自我。那一刻我体会到了，当你能够接受自己必须面对的现实时，你才算是真正克服了抑郁症，当你能够坦然地接受自己的过往之后，你才能更好地行走接下来的人生之路。

在书写过程中我觉得特别的释然，从我 15 岁第一次做喉镜开始，我就一直默默地问天问地问自己，为什么是我？我到底做错了什么？为什么我会拥有这样的命运？然后深陷自我质疑，热衷怨恨世界。

然而，很多事在出现前并不会先寻问你的意见之后再发生，你只有接受，"天要下雨，娘要嫁人"，人终将死去，新生命也始终都在诞生，风在摇叶子，树要结果子。这就是人间，你要说是命运也可以，这就是这个世界，这同时也是每个人身为人类所要接受的东西。人要有更高的要求和追求，但是人同时也要知道自己的上限和下限大概在哪个位置，没有自知之明的人活在这个世界上一定是很尴尬的，因为他无法在世上寻求到真正与他匹配的位置，德不配位和攀了高枝，都不是什么幸福感高的体验。

人生和人生之间最大的差距不在于天赋（即使拥有再好的天赋，也许一场病就可以让他只想要自杀，自觉人生无望，欲求得过且过），最大的差距在于，当你面临挫折时，所采用的应对措施，有的人就此一蹶不振；有的人越挫越勇；有的人一受委屈就想回家躲进被窝里哭；有些人受了委屈还不服，左脸挨了一巴掌还敢把右脸再伸过去。真正的强者，都是倔强的、不服输的，不是一时的聪明与表现优越，也不是明知这件事不可为而硬着头皮为之，而是在漫漫人生路中，不断接受来自生活的挑战，并且能够屹立不倒。

　　我想我可以和世界友好地再次握手言和了，那些旧梦的枷锁和昨日的病痛，都横躺进历史的墓穴，沦为我的手下败将。曾经的我焦虑而胆怯，恐惧明天那些未知的灾难，甚至是太过突如其来的喜悦都会让我感到不安和自觉不配；如今的我不再用如此脆弱的情感来体会这个世界，我变得异常强硬。因为我发现我的恐惧和焦虑并不能带给我一个更好的明天，我的情感细腻和多愁善感也不曾得到过世界的额外照顾，只有行动起来，自己动手，才能改变令人不满的现状，才能将生活的航向转回自己心仪的方向。

　　所以少苛求他人，多苛求自己，少依赖他人，多管好自己。每一个人要是都能够管好自己，走好自己的路，这个世界就会运作得更加和谐一点。每个人都像是钟表里的齿轮，只有齿轮工作顺畅，社会这个大钟才能安稳地运行。

　　但如若别人真正侵犯到了你，要记得，必须有所回击，还手从来不是计较那一下的问题，而是对自己身体健康和心理的尊重。

　　不该你承受的东西就得还回去，物归原主，责任归属问题一定要弄清楚，在生活中尽可能多地活出一份契约精神，你会在纷扰中感到自由。

　　我与世界和解之后，并不代表我失去了脾气，没有了对这个世界的要求，终日笑盈盈地，而是懂得用符合规则的行动，在这个世界尽情玩耍，合法地在这个世界上释放情绪。

感谢，
我还活着

　　我突然很感谢，我还活着，并且活在一个没有战乱的年代。感谢那曾经噤声的岁月，又感谢如今康复了且放下心理阴影的自己。因为活着，我还能再次投入生活，感受风和雨，体会阳光的温热触感。因为那些病痛，让我久病成医变成嗓音治疗和抑郁症治疗的行业外专家，如果有哪位读者的嗓音出现异常可以在我微博发送私信，有任何生活中的烦恼，也可以私信，我会尽我所能地帮助大家。

　　这些曾经觉得不美好的过往，都成了我成长为更好的自己的养分，我的内心日益强大，也更加懂得生命的真谛。因为曾经迷失，如今能找回更加坚定的自己，因为那段曲折而离奇的经历，我成了一个独特且思想深刻的人。

　　我感谢自己，走过这么多难走的路，走完以后，依旧不曾忘记自己最初的梦想。

　　接下来的人生中我会用另一种方式行走，如果一条路走不通，我就想办法不走，直接飞过去。总之，我想要的很简单，就是要让自己活得尽兴，活出自己的风格，人生只有一次，不要让自己留有遗憾，更不要因为一时的不顺就自寻短见，没有什么是过不去的。

第2章

抑郁症的自救手段

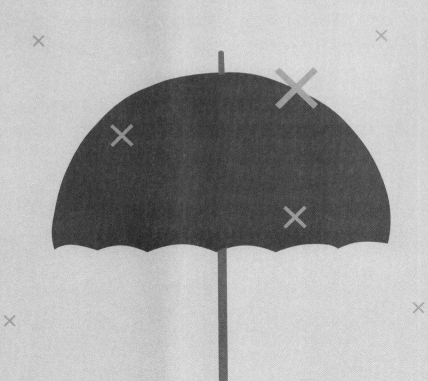

何谓
抑郁症

抑郁症又称抑郁障碍，英文名 depression，以显著而持久的心境低落为主要临床特征，是心境障碍的主要类型。临床可见心境低落与其处境不相称，情绪的消沉可以从闷闷不乐到悲痛欲绝，自卑抑郁，甚至悲观厌世，有自杀企图或行为，甚至发生木僵；部分病例有明显的焦虑和运动性激越；严重者可出现幻觉、妄想等精神病性症状。每次发作持续至少2周以上，长者甚或数年，多数病例有反复发作的倾向，每次发作大多数可以缓解，部分有残留症状或转为慢性。

抑郁症可以表现为单次或反复多次的抑郁发作。以下是抑郁发作的主要表现。

在情绪方面，主要表现为显著而持久的情感低落，抑郁悲观。轻者闷闷不乐、无愉快感、兴趣减退；重者痛不欲生、悲观绝望、度日如年、生不如死。典型患者的抑郁心境有晨重夜轻的节律变化。在心境低落的基础上，患者会出现自我评价降低，产生无用感、无望感、无助感和无价值感，常伴有自责自罪，严重者出现罪恶妄想和疑病妄想，部分患者可出现幻觉。

在行动方面，患者思维联想速度缓慢，反应迟钝，思路闭塞，自觉"脑子好像是生了锈的机器""脑子像涂了一层糨糊"。临床上可见主动言语减少，语速明显减慢，声音低沉，对答困难，严重者交流无法顺利进行。

患者意志活动呈现出显著持久的抑制。临床表现行为缓慢，生活被动、疏懒，不想做事，不愿和周围人接触交往，常独坐一旁或整日卧床，闭门独居、疏远亲友、回避社交。严重时连吃、喝等生理需要和个人卫生都不顾，蓬头垢面、不修边幅，甚至发展为不语、不动、不食，称为"抑郁性木僵"，但进行仔细精神检查，患者仍会流露出痛苦抑郁情绪。伴有焦虑的患者，可有坐立不安、手指抓握、搓手顿足或踱来踱去等症状。严重的患者常伴有消极自杀的观念或行为。

调查显示，我国每年有几十万人死于自杀，其中因抑郁症自杀的有上万人。因抑郁症而自杀的不乏一些名人，大家在新闻上也看得到。消极悲观的思想及自责自罪、缺乏自信心可萌生绝望的念头，认为"结束自己的生命是一种解脱""自己活在世上是多余的人"，并会使自杀企图发展成自杀行为。这是抑郁症最危险的症状，应提高警惕。

研究认为，抑郁症患者存在认知功能损害。主要表现为近事记忆力下降、注意力障碍、反应时间延长、警觉性增高、抽象思维能力差、学习困难、语言流畅性差、空间知觉、眼手协调及思维灵活性等能力减退。认知功能损害导致患者社会功能障碍，而且影响患者远期预后。

还有抑郁症对于身体机能产生负面影响，主要表现有睡眠障碍、乏力、食欲减退、体重下降、便秘、身体任何部位的疼痛、性欲减退、阳痿、闭经等。躯体不适的主诉可涉及各脏器，如恶心、呕吐、心慌、胸闷、出汗等。自主神经功能失调的症状也较常见。病前躯体疾病的主诉通常加重。睡眠障碍主要表现为早醒，一般比平时早醒 2 ~ 3 小时，醒后不能再入睡，这对抑郁发作具有特征性意义。有的表现为入睡困难，睡眠不深；少数患者表现为睡眠过多。体重减轻与食欲减退不一定成比例，少数患者可出现食欲增强、体重增加。

抑郁症可以用简单些的语句来描述：当你发觉你有很久都没有感受过快乐；你发觉自己保持低迷状态超过一个月；当你发觉自己笑起来，这样本该是拥有情绪快感的行为，却只让你觉得与你本人格格不入；当你回忆到的都是不好的过往，面对明天不再抱有期待，甚至你都记不起自己保持了有多久。如果你发现自己有上述一种或几种状态时，你就要去检查是否患有抑郁症了。

抑郁症是一种情绪低迷，导致你的身体机能等一系列内循环的节奏被打乱，由内而外，渐渐将自己改造成一具行尸走肉的病症。

其实在我看来，任何的药物和物理治疗顶多只是缓解你的症状，治标不治本，心病这种东西，只有靠你自己的内心去解决，解铃还须系铃人。

抑郁的帮凶

　　抑郁症的出现并非无风起浪，一定是你的环境条件造就了自己不得不走向那个阴暗的心境；也许你并没有察觉，但你绝不能以为它是无缘无故从心而发的。

　　也许你家境不好，曾经儿时想要的玩具买不到，就此在你心中留下了这个世界不美好的印象；也许你家境很好，但你觉得自己长得不够好看，就此让你觉得你的人生有所缺憾；也许你长得很好看，但你身高不及省内平均值，让你心生了自卑；也许你的身高超过省内平均值15厘米，但你又觉得自己不好看，让你感觉自己个头也白长了，一项好的天赋因为一项不好的天赋而沦为无用之地，进而陷入自闭；也许你长得倾国倾城，身高也很让人满意，家境也不错，但你有难以启齿的疾病；又也许你各方面都很优秀、处处强人一块，但因为你的优秀总让你在这个大部分人都很平庸的世界显得格格不入，难以有足以匹配你的同层次朋友，而感到孤独，陷入自闭。这种种的因素，都有可能成为你身陷抑郁沼泽的原因。

当你最初拥有那份自卑的时候，也许你渴望有一个人来安慰你，有一个人能懂得你的痛，有一个人能站在你的角度为你说几句话，但你等不到。

那些伤害你的很有可能就是你身边曾经最亲近最信任的人。

因为无论你毕业于何所学校，那份教育只是暂时的，但你所要受的家庭教育至少是 20 年，有的人甚至是一生。

一群不成功的人老想教育自己的孩子成为格外成功的人士，这在逻辑上很难说通，明明自己没有什么成就，偏偏还要让自己理论上拥有无限未来的孩子听从一个非成功者的话，实则阻碍或困住了一个孩子的发展。

你的同学看见你贫困的家境可能会嘲笑你，也许他的家境也不好，只是比你稍好一点。他抓住难得的机会享受嘲笑他人的快感，因为平日里他自己也是被嘲笑的那一个。这个世界，很难有人会真心地替你着想，真的很难有人愿意站在你的角度思考问题，尤其是在你还没有成就的时候，这种想要在人际关系中无偿获得的关心，更是寥寥无几。

现在校园文化对心理健康问题的重视程度严重不够，以成绩论英雄，极大一部分老师都在庇护成绩好或者颜值高的学生，但是那些资质平凡的人，同样需要老师关注，但老师们却很难意识到。

就我亲身经历而言，校园里这种区别对待的情况相当严重，而且绝大部分老师也并没有很全面地引领好一个班级，更多的也只是看成绩，有很多人的童年阴影甚至导致很多心理疾病的成因来自老师。固然有很多老师能够把工作做到让很多人肯定，但同时我们也要意识到：相当一部人只是把"老师"当作一份工作。我希望社会不要神化任何一个职业，也不要诋毁任何一个职业，对任何行业的人都要理性分析，这个人是否能够带给你向上的东西，是否能够让你成为更好的自己。如果他不能，那一定要礼貌地拉开距离。人是环境的产物，不要觉得你可以在谁的身边而不受谁的影响，否则孟母也不用三迁，优秀的人也不会相互吸引。

周围的人，攀比，自卑的心，糟糕的人际关系，都是抑郁情绪最好的助燃剂。

然而更加有攻击力的抑郁症帮凶，是会直接出现在你身上的，譬如突如其来的病痛或者亲人的离世，总之这种突然发生且能打乱你生活节奏的事件，是一种比先天环境更加让你感受到生无可恋的情况。前面两段说的，是一种你出生就将要面对并且长期都将经历的一些状况，也许你会在这段时间里不断提高自己的免疫能力；但病痛或者突如其来的意外事件，会让你的印象格外深刻，并且猝不及防、措手不及，很有可能烙下极深的心理创伤。

那些心理足够强大，还拥有反击能力的人，其实看一遍这种分析，基本可以把自己的病症给分解出来。看分析的同时，你要结合自己的经历，去分解自己的患病过程，可以像做思维导图那样，弄一个树状图，只要这个过程清晰明朗，你见招拆招就很简单了。

如果你发现自己已经患上了抑郁症，就一定要在生活中警惕上述提到的"帮凶"。在心理上做好防御，或者直接用行动改变眼前的现状，扼住"帮凶"的咽喉，然后扭断它；对于恶言，要回击，别管对方什么身份，在人格上和人身权利上，大家都是平等的，你尊重我，我就尊重你，你不尊重我，那抱歉，就别怪我无礼。这不是小肚鸡肠，这是人生的教育课。

容貌平凡可以靠气质、化妆，个子不够可以穿增高鞋，家境不好未来自己努力赚钱便是了。任何一样问题，都有解答的方法。不要着急，不要焦虑，不要产生负能量……慢慢来，只要你有一颗积极向上并且愿意改变自己的心，日子一定能越过越接近自己梦想的样子。

至于病痛和亲人的离世，没办法，人间四苦，生老病死，别太惋惜他人，终有一天你也会死的，大家都会死的，并且是一定的，不死才是不正常的事。正因为大家都是一定要死的，所以活着的日子，是不是应该珍惜呢，是不是应该好好努力呢，总不能让自己白活一生吧。人生，不过就是一场生存游戏而已。病痛这类的事情，好好就医，保养好身体，身体是革命的本钱，健康是一切快乐感受的前提，有病就治病，对症下药，别把痛苦迁怒于世界。

在这里我希望大家弄明白，情绪问题的关键在哪里，手有问题医手，脚有问题治脚，每一个问题，都要找关键点，一针见血，一招制敌地去解决掉它们。人生，除了生死是大事，其他的都是小事，小事就要干净利落，潇洒一点，尽快解决掉。

对于抑郁症的这些"帮凶"，记住它们的"长相"，在生活中尽可能降低它们对你的影响。

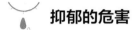 抑郁的危害

抑郁症对身体的损害以及对生命的威胁，在前文中已经有所描述了。这里我给大家生动形象地介绍一下抑郁症对人精神世界的危害。

大家都知道，人世间是变幻无常的：有的人是社会的中坚力量，但却可能 30 多岁猝死；有的人一生碌碌无为，但可能活到 80 多岁还不见有啥毛病；有的人随意买的彩票可能中了大奖；做生意的大老板可能突然破产。所有这些都有可能发生，无规律、无逻辑，谁都没有办法能够用清晰的思路去解释，但也许只有解释不通，才是对这个变幻无常的世界最贴切的解释。

抑郁症会让一个人的精神世界产生扭曲。

抑郁症会让你原本充满无限可能的未来，变成一张定义为失败的证书。

当你有一天感觉人类越来越可怕，而鬼怪越来越不可怕的时候，你就越来越接近鬼怪了，而抑郁症就是附着在你心上的鬼。

你会越来越自闭，远离人群，习惯用一个虚假的人设应付世间俗事，连你最亲近的人都看不见你的真实模样。在自己房间以外的地方，你就会带上那张假笑的面具，也许更有病重者连这面具也懒得带，直接拒绝所有的交流，彻底地活在自己的世界里，享受那份虚假的真空，直到窒息，直到死亡。

要说危害的话，抑郁症很有可能带走你原本还有机会绽放的人生。人生，开心最重要，没有人会开心腻的，只会玩腻某样东西，但开心的感觉是每个人都无法拒绝的。如果一个人能拒绝开心，证明他不曾享受过真正的开心，他在赔笑，他在演戏，他在虚伪，最悲哀的是他虚伪而不自知，将来一定会越活越迷茫，越不懂自己是谁且为什么活着。

抑郁症会让你对内有与自我的战争，无时无刻地焦虑、精神的高度紧张搭配头脑的迟钝缓慢，只会让你降低自己的工作效率又提高自己的脱发概率。

抑郁症会让你降低对生活的感知，你有时会觉得自己不是一个人，而是一缕飘零的魂。你的一天过与不过没什么差别，虚度光阴，吃什么感觉都差不多，玩什么感觉都不好玩，思考什么都好像思考不出一个所以然；你觉得自己特别多余，也可能你一开始觉得自己多余了就患上了抑郁症，它会让你失去感知的能力。

其实，这个世界上有很多环境是可以造就人的快乐的，经过气氛烘托，拥有正常情绪的人总能感受到那份情绪渲染，而当抑郁症夺走你的感受能力后，你可能会在嘈杂的舞厅还可以表情呆滞地安静坐着，不是你的定力好，你要是真的定力好的话，是在舞厅里还能看教科书，并准确地做出题目。抑郁症患者也许在安静的空间也看不进书，会经常在某些场合甚至是他参与的所有场合里（只要身边有个外人）成为那个处境特别尴尬的人，因为他自己都觉得自己的存在很尴尬，自己都恨不得了结自己，所以他必然会成为那个环境的格格不入者。

正常人至少是应该拥有自己能当主要发言人的聚会，能够畅所欲言，能够疯玩。假设，在他的人生里没有这个可以让他畅所欲言、什么都想说的那个人，那么就算他没有抑郁症，他也不会快乐。

抑郁症很浪费生命，如果你不幸患上抑郁症，患病多年以后你终于幡然醒悟，得以康复，那么恭喜你，你战胜了心魔。但是，此时，也许你的同龄人利用你与抑郁症斗争的时间，已经干出一番大事业；也许你曾经暗恋的女生早就已经嫁给别人了；也许当你精神获得健康却发现，自己的身体已经在那段灰暗的时间里被自己糟蹋坏了，手臂上遍布疤痕。所以，不要留恋这种病痛，尽快摆脱它。

抑郁症唯一被人称颂的点在于部分患者对艺术创造性的帮助。然而，这只是大家对抑郁症的一种夸大和误解，因为有那份能力的人，他始终都会创作的。这与抑郁症无关，只与他本人的成长经历和思路有关，是创作的人得了抑郁症，而不是因为得了抑郁症而变成了创作的人，要分清主次和逻辑，抑郁症其实反而是抑制一个人的创造力的一种存在，也许他在健康状态下的创作更加具有表现力，观赏起来更具有美感。但这个我不敢说必定，因为对艺术的评判是与个人经历有关的，每个人有每个人眼里的艺术。本书不谈艺术，仅仅开导心理，而且不乏有很多艺术家只是为了给自己增添神秘色彩而自诩得了抑郁症。

只有创作不出东西的人才需要依赖外物给自己提供灵感。我听说有的编剧靠吸大麻寻找灵感，这是我听过最荒谬的事情，如果江郎才尽，你就该去经历世事、积淀思想，只有你遇到新的情况，你才会有新的体会和感受能够去书写，想靠窝在房间里犯抑郁症，或者躲着吸食大麻来获得灵感，那么，创作这件事应该也与你无关了。

做人诚实一点，写得出就写，写不出就别写；不要明明写不出了还要硬写，仗着自己曾经的辉煌写神剧，简直是尸位素餐。要在自己能力范围内做事情，如果你觉得超出了自己的能力范围，你要做的不是硬着头皮上，而是用学习和经验的积累，提升自己的能力，再去做这件事，或者在这件事上努力。也许你写着写着，看自己写得太差看不下去了，下一段就因为嫌弃自己而挖掘出了潜力，写得好过人世间所有的文字记载也说不定。

要相信这个世界的千奇百怪，存在着亿万种可能性，要相信这个世界是有奇迹的。

所以尽快打败抑郁症，一起感受这缤纷的世界吧。

抑郁症
的发育路线

任何一样东西的发展都是由一个点开始的，然后发生量变，量变引起质变，达到质的飞跃以后，再去解决这件事就要付出极大的代价了。

最初，这可能只是生活中的一件小事。就说我的声带受损这件事吧，我刚得病的时候，其实还挺乐观的，毕竟病这种东西，谁还没生过一两次，一年至少也得生一次感冒吧，我以为只是嗓子哑而已，就和小时候一样，休息一天就好了呗。但这种事情，通常会改变你的生活方式，让你不得不用另外一种状态活下去，就好像电影剧本中必要的那个应激事件，彼得·帕克被蜘蛛咬了，布鲁斯·韦恩的父母被小偷枪杀了，都决定了他们后来人生的整个走向。

一开始我根本没有想到我的声带受损会变成那么棘手的一个问题，棘手到我几乎觉得自己已经失去了生命。其实我第一次就医的时候，医生对我说，这种毛病早发现早治疗其实不会很难治，但我第一次去医院时已经距离我声带受损有个把月时间了。

随后，我进行噤声休养，过了一段连话都不能说的生活。一开始我还是会忍不住想说个一两句，有时候是几乎出于本能地发出了声。那段日子过得特别艰难，因为我相当于要把自己改造成一个哑巴，一点都不能动用声带，话不能说是其次，就连喷嚏也不能打，打哈欠也得收着力，笑不能笑，哭不能哭，跟朋友玩也玩不到一起。总之，就好像这个世界只剩下我一个孤独的人，我不仅不能跟别人相处，我连跟自己相处都得时刻克制，那段日子我等于是在给自己进行精神整容，就连打游戏都不觉得快乐或好玩，有时候情绪到了某个极限点，恨不得爆发出来，但最后也只能活生生咽下去，装作没有什么事情发生过。

这件事，一打破了我的世界观，二打乱了我的生活节奏，三阻挡了我追梦的脚步，同时还摧毁了我之前由音乐建立的与整个世界的沟通方式。我因此而渐渐产生疑惑，我不是我，我是谁？我在哪？我到底在干什么？这三个问号，在我想得起自己名字、认得清路是哪条、知道自己在从事何种活动的情况下，依旧无法打消，好像得了病的躯体不再被我高傲的灵魂认领，而高傲的灵魂又不得不受制于这病了的肉体。我的处境格外尴尬，我是学生？但我听不进课，我是音乐生？我又用不了嗓子，我要不要自暴自弃？不行，我还有远大抱负，那我去追逐梦想吧，可我的声带受损了。

每一个想法，在当时的环境和人身自由程度里都没有办法实现，我唯有靠逃避现实、终日做梦，来维持自己存活的状态。然而，当做梦和逃避都被我玩腻以后，我就开始厌倦，厌倦整个世界，我与我眼前的一切展开冷战，我在我当时的时空中不再拥有一个熟人，不再拥有一个喜欢的东西。这样的情况又使我更加厌世，我很纠结，一方面想和世界重归于好，但却早已找不回那种和谐相处的方式，另一方面，我又真的很厌倦这个世界，我只能不停地消沉下去。每天都在这份纠结中度秒如年，又难以逃脱。

反正，在那段抑郁症加身的岁月里，我每天好像有一万个想法让自己开心不起来，也不是我本人想刻意这样做，它只是会接连不断地出现在我的脑海。

我当时甚至对温度都不再有感知：大夏天里我站在太阳底下已经冒汗了却觉得冷；雪天我在没有浴霸甚至连窗都不能紧闭的卫生间里洗冷水澡却觉得有点热。从一开始的迷失自我，渐渐进入一个思想上的黑洞，然后开始求助于一些迷信的做法，我一度怀疑自己身上有鬼，还是那种长头发遮住前脸，身穿紫色衣服的女鬼，也许就在我的肩头。那时候的我很希望有这么一个女鬼，能在我寂寞的时候，盘在我肩头，起码，也算是一个陪伴，但我不知道到底有没有，总之我没别的办法，我只有任由自己继续沉入情绪的低谷，我开始觉得自己很脏、很残缺，很没有存在的必要，厌世的感觉一再加强，最终，我与它——抑郁症本尊——在某一个宁静的夜晚狭路相逢。当晚，要么我赢，从此战胜抑郁症，逐渐好转，进而向健康的心理开始量变；

要么它赢，我的肉身被摧毁。

在这里我还是想劝各位，不要等到质变到这个程度再去迎战抑郁症，尽早悬崖勒马对谁都有好处。这个病在被战胜以前是只有百害而无一利的，除了让你看起来像个弱者之外，就是让你自己都觉得自己是个懦夫；但当你战胜它之后，你的心理也会变得更强大，所以从这个角度考虑你也必须战胜它。

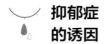

抑郁症的诱因

抑郁症的诱因可分为内部诱因和外部诱因。内部诱因指的是你本人内在心理的一些不太明智的处世技巧，一些悲观主义思想；而外部诱因则指的是你在客观世界所遇到的给予你重大打击并足够影响到你思维习惯的事，譬如亲人离世、同伴背叛、恋人变心、自身体表或体内的一些顽固的疾病以及家庭经济状况遭遇变故等，都有可能打乱你原本保持的生活节奏。一旦这个节奏被破坏，你将不得不找一个解决方案来让自己再次心安理得，你找得到就用另一种方式活下去，找不到便容易陷入抑郁。

先说说针对内部诱因的一些应对措施。比如，多学习。人这种生物，可以不在学校里读书，但绝不能停止学习，在学校读书只是学习方式的一种，但不是唯一的方式。因为学习是一种培养思维能力的手段，一个人只有多学习不同的观点，扩大自己的知识面，应对突发事件时才会有更多的处理方法。

多学对自己有好处的东西，要懂得思索这个世界，什么样的处理方式能让自己利益最大化和风险最小化。在世界没有给你配备一个心理咨询师的情况下，你要懂得通过学习，自我开导，也可以买这本书，重新理解抑郁症。

理论上只要你是一个识字的人，你都可以进行学习，理性地应对世事，不要利用悲观主义思维去思考问题。深度剖析一下悲观主义思维给你们看一下吧：悲观是一种不相信世界会越变越好的思想，而一个人理解世界的依据是自己的生活，也就是悲观的人大都童年过得不如意，悲观是不自信的延伸，不自信是自身能力低下的侧面反映，挖到底，悲观来源于一个人心底的自卑。

因为你总是身处弱势的一方，总是被无形地欺压着，总是享受不到生命的阳光，所以你衍生出了这个世界一定会越来越糟糕的想法。其实不然，假设你拥有改变世界的能力和勇气，并拥有立足于社会的才华，还拥有受人们尊敬的职业，你想悲观都悲不出来。自己能力不够就提高自己，不要轻易地对这个世界下定论。

没有能力就去提高能力，没有地位就去争取地位，没有钱财就去赚取钱财，没有才华就去学习技艺，不要躺在家里跟条咸鱼一样，怨天尤人。这个世界是一个聋子，你抱怨它是听不到的，只有你做出来，它才看得到，用理性处理要做的，用野性追寻想要的，哪里有问题解决哪里，哪里不够就提高哪里，不要抱怨，你美好，世界才会显得美好。

　　而外部诱因则无法避免，有些事情的发生确实会让人进入不得不难过的心境中，但同样，要拥有应对的措施。人啊，要懂得变通，就像行车一样，堵车路段要考虑换一条路线，急转弯前要减速，除非你是拓海。曾经，我有一个后来成为专业歌手的朋友，跟我一样声带受损了，但他后来康复了，原因是他声带受损之后请假回家打了四个月游戏，彻底地忘了自己的声带问题，四个月后，他发现自己的嗓子居然早就恢复了。这就是聪明人的做法。我把这种应对措施称为注意力转移法。

　　不论发生何事，都把自己的精神状态放在舒适区应对，利用其他的兴趣点来阻止自己陷入不必要的焦虑与哀伤，听完朋友的事我甚至感觉有一种可能，就是我的嗓子可能早就好了，只是心魔掐住了我的咽喉。古有关云长刮骨疗毒下棋，20世纪90年代有凌凌漆看着限制级电影取子弹，现在则有我朋友玩游戏养声带，这就是历史悠久的注意力转移法。

　　另外还有一种应对措施被称为高层次审视法。人类，说到底也是动物的一种，在本质上跟狗猫狼虎狮没什么差别，我们去动物园会感受到小动物们的情绪吗？我们会考虑它们在想什么吗？不会的。我们只会欣赏它们的可爱，动物的世界有杀戮捕食血腥残酷，但我们会说这是自然规律，很正常。

　　动物们的世界我们不懂，我想大多数人也没有兴趣懂，也许它们的精神层次高过人类，只是没有合适的语言让人类知晓。同样地，我们人类的世界也没有那么值得其他生物去懂，你可以想象自己拥有另一个视角，也就是俗话说的用上帝视角来俯瞰一下人类，这和你在动物园看其他动物的眼神一样，看看人类这种动物的生活起居，也许你会像总结动物世界时那样说，这就是自然规律。当你能认识到这一点的话，你这辈子，跟抑郁症基本是无缘了。

引发抑郁症的致命性事件

致命性事件，指的是打击非常大的一种外部诱因，这种事情的发生通常会导致人患上抑郁症，初犯即可达到重度。致命性事件是由我原创的一个概念，全称为使精神受到致命性打击的事件，英文名为 Fatal Event。就好像我身为一个歌者，梦想未来成为歌唱家的一个人却声带受损了，Fatal Event 在心理学领域内是指让人患上抑郁症的最毁灭性的一件事。

例如篮球员手脚受伤被截肢了，射击运动员用微波炉的时候放了带壳的鸡蛋被炸伤双眼导致失明，这些例子中的声带受损、截肢、双目失明就是很典型的 Fatal Event。通常碰到这种事的人，他是必定要陷入急性抑郁症一段时间，且常伴随狂躁症状，最初不会有情感障碍，只会有过度宣泄的情况，尽可能不要让他碰到举得动的易碎品。

这种事情几乎可以算作人类最不幸的一种体验，通常发生的概率也不高，能遇上的也许真的是倒霉到了极致，人类最大的快感之一来源于自我实现。致命性事件的发生会直接摧毁我们原本规划好的人生路线，然后将我们自我实现的目标关进唯我们自己才可踏入的"小岛"。这也许比任何亲人、挚友的离世都要令人难以接受，因为这是直接向你本人进攻的不幸事件。别人的不幸你总会淡忘，自己的不幸，总是难以忘怀的，时间要么能让你遗忘过去，要么能让你拖着不幸无视未来。

有人说，人间不值得。

人间到底值得与否？我无法解答这个问题，我只知道有一个曾经想做足球运动员的人。他因为小时候不小心碰了高压电线，失去了双手，失去双手进而影响跑步，足球运动员的梦想便破碎了；当他整理好心情后，开始游泳，准备要去参加残奥会之前，他又不幸患病，被医生告知，不能在水里久待。这些都是他的往事。

当我认识他的时候，他在一个国内大型电视节目中用双脚弹一首难度达到业余七级左右的钢琴曲。尽管在这个情商课当道的年代，大家会觉得痛苦是无法比较的，但我觉得痛苦是人心对客观事物的反映。人心首先是身体机能的延伸，属于大脑活动的结果。苦难一定是可以比较的，大家扪心自问一下，跟他比较，你那点痛还算什么？我那点痛同样不算什么，这个世界因为有他的存在，为我后来能战胜抑郁症也增添了不少精神力量。

像 Fatal Event 这种情况确实很难预防和应对，但在自认倒霉和怨天尤人之余，其实也还有回旋的余地，只要你还拥有与命运斗争的精神，对于这种不得不产生命运转折的事情，你需要做的是先建设好自己的心理，然后给自己开辟另一条命运之路，也可以找到一个与你有相似经历的名人，拿他当自己的精神支柱。人有很多事要靠自己做，但精神支柱这种东西，通常还是找个榜样比较好。

当你拥有精神支柱之后就会明白，人的精神力量是无比强大的，肉体上你只能是你，但在灵魂上，你想成为凯特·温斯莱特，就不会成为朱迪·福斯特，先修正自己的内心，再去寻找新的方向。要相信，没有什么坎是过不去的，除非那个坎是自己的内心给自己的腿挖的。

对于这些 Fatal Event，在理性分析、见招拆招之余，有时候也确定需要一种堪称野蛮的强大精神力量去压倒那些不好的情绪，要有一种跟上帝赌博并主动"梭哈"的胆识。但希望我的读者们在读这一章节的时候尽量不要感同身受，因为真的很致命；但如果你确实有过这样的经历，相信我，天无绝人之路，我也是这么过来的，天生我材必有用，千金散尽还复来，加油，你也一定可以。

你要明白，这是一个巨大的挑战，同时你要相信，如果挑战成功，你将会成为一个心理超级强大的人。

社会文化 中的抑郁症

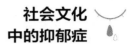

　　抑郁症在我国普通大众们的印象中可能比较遥远、陌生，其实很多人已经身患轻度抑郁症也许都不自知。对于心理这一块大多数人并不敏感，不到想要自杀的那一刻可能都没有发觉自己得了抑郁症；而自杀的患者呢，常被人冠上不爱惜生命的污名，"有勇气自杀，怎么没勇气活下去"是常常被听到的一句对抑郁症患者的评价。

　　我国自古以来以含蓄、中庸、忍让为美德，文学也都以委婉表达为美。这其中蕴含了大量美德的故事，也产生了大量美丽的文学作品，但其中也产生了许多东施效颦的受害者们，有的人也许天生并非委婉之人，为了迎合大环境不得不装作委婉，活得压抑，这其实就是一种抑郁症的苗头。

　　抑郁症在传统思维中也容易被认为是一种弱者才会拥有的情况。平民大众对抑郁症患者总是抱有"不珍爱生命"或是"活腻了"的差印象，会把他们归于一个并不正面同时又比较敌对的对立面"自杀未遂的常遭人指责不爱惜生命，自杀既遂的则被咒骂对生命的草率和对亲人的不负责"。

这帮爱在街边看热闹的"吃瓜群众"和在网络上的"键盘侠"仿佛源于同处，要不就是这帮"键盘侠"上街，用仅剩的智商想清楚了上街带瓜合理、带键盘不合理，便以"吃瓜群众"的形象出现在了大众视野。我们主流的社会文化中的确对抑郁症的关心少了一点，对他人的感受也淡漠了一点。

微博以及各种网络评论区戾气极重，一点点小事情就开骂，对于公众人物，尤其是出了一点小错的，错误的大小很可能只是相当于上课迟到了，他们就好像抓了重犯的现行一样，抓着不放，等到人走茶凉了，转发拒绝网络暴力跟风的，往往还是这批人。

严格来说网络暴力致使他人自杀的行为，可以以故意杀人罪论处。

大家要明白一个点，我们每一个人都是社会的一个成员，"键盘侠"这样的群体，其内心是残缺的，他们一定过着不太如意的生活，在生活中也一定比较怂，所以只敢在网络里叫嚣，既嘴欠又怂，社会地位也一定有限。所以，千万别学习"键盘侠"的活法。

我想在这里呼吁整个社会，应该从教育做起，从小学就设置一些心理疏导和社交礼仪课，多重视一些对孩子们有用的素质教育，少培养几台没有思想的复读机吧。

得了抑郁症并不代表你就是弱者了，因为能否抵抗抑郁症跟一个人的阅历、身体素质、先天条件、性格、情绪、灵魂张力有关。

己所不欲勿施于人，你不喜欢抑郁的感觉，他人同样不喜欢，不要在这个世界传递负能量，你说的话可能出于你对自己的看不起，你不会觉得自己的话有重量，但说者无心听者有意。我们每一个人都管好自己一点点，这个社会也将更和谐一点点。对抑郁症患者多几分宽容、关爱，他们不是异类，只是情绪低沉、迷失人生路途的伙伴。

电影文化
中的抑郁渲染

电影被称为第七类艺术，电影能够丰富人们的精神世界，给大众平淡的生活增加一些趣味。这世上有不少电影拍得很好，堪称精品，其中蕴藏的文化不亚于一部文学巨制。

但电影的编剧素质参差不齐，有的剧本严谨得像是一本教科书，从知识点到逻辑严密性都有很高质量；而有的电影则完全不切实际，暴露出编剧本人的知识水平低下，所以要懂得区分好的电影和坏的电影。和优秀的作品在一起，人也会不自觉地优秀起来。

我们说回电影中的抑郁渲染。电影有时候为吸引观众，将一些抑郁症患者或者其他心理疾病患者美化渲染成天才人物。他们在抑郁症或者其他心理疾病的作用下，反而拥有了超过常人的能力，同时还可能长相俊美，冷艳高贵，不苟言笑，一张张扑克、冰山脸引得众粉丝疯狂。

这类角色尤其容易出现在日韩剧集里，经过技术人员的渲染包装过后，引得一些心智还不太成熟的青少年效仿，久而久之没啥毛病也给模仿出个毛病来。

因为人是一种特别容易受暗示的生物，比方说我在这里写一个"狗"字，你脑子里肯定想到了gou第三声，图像记忆能力强的人可能脑子里还会出现一只狗，总之一般不可能想到猫、鼠或是其他动物。所以，如果你每天都只保持一个忧郁的表情不改变。那么久而久之，定然会对你的情绪产生负面影响。

人都是这样的，内心的感受都因自身的行为而变得不同。熟能生巧，装久了抑郁，一不小心就真的抑郁了。这种抑郁感在加深的时候也许还会给当事人带来很大的成就感，越加深一成越让当事人感觉离自己喜欢的角色更近一步；再加上世事无常，要是再出现个什么外部诱因，你恐怕就真的抑郁了。

所以不要装，最好去看看影视剧的拍摄花絮，你就会明白，影视剧里头塑造的人物都是表演出来的，不是真实的，所以不要瞎学，学抑郁并不是一件很酷的事情。

所以大家要理性看待电影，分清什么是现实，什么是艺术层面的渲染。不要盲从，不要跟风，不要自我膨胀，更不要妄自菲薄，做自己就好。认真的人最帅，因为当你认真、投入地去做一件事并达到忘我境界时，你的眼神会出现极具穿透力的光芒，而那份光芒足以俘虏他人的灵魂。

音乐文化 中的抑郁因子

这一小节聊一聊我曾经的挚爱——音乐。流行音乐与我们的生活密切相关，在气氛火热的商城、饭店、咖啡厅我们都会听到流行歌曲。

流行音乐中，有时候为了表达那份情感的伟大，会把第一人称视角的角色写得格外卑微，以衬托出那份爱的厚重，因为艺术创作中有那么一个约定俗成的情况，能引发人情绪的作品比较容易成为好作品。掺杂眼泪的伤口总是容易深入人心，令人印象深刻。

但，那是创作层面的东西。通常我们写歌会先写出曲，然后根据曲再填词。我不知道会不会有别人是先写词再写曲的，反正我不习惯，因为先写曲会知道在哪里需要填几个字，这样字数好控制，如果先写词，在旋律创作上我会很受限制，而创作最忌讳的就是受限。

让艺术中的悲剧永远留在艺术里就好，看完就过，普通人别太把经过艺术加工的歌曲当真。做人，应该享受自己的人生，随性一点，自由一点，轻描淡写一点。人生，开心最重要。

抑郁症
不是艺术的衍生品

　　前面几节主要说了在电影和音乐一些比较容易诱导人们沉醉到悲伤的因子。大家一定要明白一点就是抑郁症绝不会给任何一种艺术创作增色，它只会令人们出戏、NG、破音，不知道自己是谁，不知道自己在哪里，只会对不知道自己在干什么有帮助。一个人角色演得好是他自己私底下练习得多，或者他经历丰富自带故事感，一个人写曲写得好是他能写，脑子里有素材，跟抑郁症真的没有关系。

　　我知道有一些初级的艺术爱好者会莫名地崇拜一些有心理疾病的人，可能是出于一种身在福中不知福、不知道地狱有多深的心态，他们看一些英国文艺片，以为那些病态的主角特别艺术，就觉得因为抑郁所以艺术。然而全然不是，抑郁和自闭是心理健康出现了问题，创作是个人经历和感悟的发言，拥有这个经历和感悟和拥有这个疾病不是一个层面的东西，不应该被建立起联系。

　　总而言之，要分析清楚，一个优秀的人到底优秀在哪个点上，要学就学别人最厉害的绝招，别遇到韩寒只能说一声"我学你退学"了，这些一点难度都没有的事情，办到了很值得自豪吗？怎么不学他写书？怎么不学他赛车？怎么不学他拍电影？不会？不会才有学习的必要啊，没有难度的东西才是没有必要效仿的东西。

　　艺术作品是带有情绪的产物，在创作的过程中可能有些情绪会被放大，但那只是那个行业的传统做法。而我们每一个观众在享受的同时，要懂得及时地抽离，要懂得保护精神层面的自己，生活是很现实的，不要身处现实、脑处梦境，否则你的人生将会过得一塌糊涂，手中拿的只能是一本烂账。

如何从根源上
拒绝抑郁症

第一点，全面地认识自己。首先，你要明白自己是一个拥有独立人格和思想的人，拥有独有的兴趣和爱好以及行为习惯，成年人拥有完全民事行为能力，而未成年人则拥有限制民事行为能力。但这些并不影响一个人人格和思想的独立，你要能够认识自己，知道自己想要什么，知道自己喜欢什么，知道哪些品质是自己的特质，自己的惯用手是哪只，自己爱穿的品牌是什么，自己的口头禅还有习惯的动作是什么，就像是你了解自己偶像的资料一样，了解一下你自己的情况。

如同人物简介一样，给自己可以列一个单子，但写下这个并不意味着你此生都要按照这样的方式活下去，只是在你的脑海里定下一个比较稳定的自我形象。这世界变化太快，成长中环境的变迁也太多，有的人经过几次挫折之后就已经丢失了自己，从一个活泼可爱的人变成沉默寡言的人。可沉默寡言并非就是一种成熟，这样的人一般是没有认识自己，没有全然接纳真实的自己。

第二点，学会辩证思维。要懂得为自己辩护，这个世界其实并非如电影里的人物那样非黑即白，非好即坏。这个世界是模糊的，你看到的东西很有可能不是你看到的样子。一个人的性格其实有三百六十度，而你观察他人却只有一度，也就是说，每一个人的联系都是有限的，大家都是陌生人，只是陌生的程度不同罢了，所以在这个世界上，一个点可以被提出来，那就一定有办法把它给反驳掉。

我们在生活中会遇到很多不必要的打击、伤心、不开心，也许只是来自他人的一时兴起、有口无心的言论，尽管那些东西不至于导致抑郁症，但也可能让你感到不适或成为引发抑郁的一个点。所以要学会反驳，一个人的言语不能代表整个世界，哪怕这个人是你的家人，撇开这些血缘关系，他们也只不过是芸芸众生中的一个普通人，是人就有局限，是人就必然不可能完美无缺，所以请相信：没有人可以完全否定你。

有些人可能真为你好、为你指出你的不足，这时候你要懂得分析。如果你确认自己的做法没有问题，或者你已经达到你能做得最好的样子，那你就要守住自己的立场。有些人敏感又犹豫，别人一说他笑的样子不好他就往心里去了，会开始笑得小心翼翼，别人一说他板着脸的样子更不好他又开始了另一种表情管理，日复一日、年复一年在别人的评价中没有必要地调整着自己。要懂得维护自己的尊严，笑得不好看怎么了？笑得好不好看是别人能够评价的吗？别人的评价就一定值得肯定了？敢问他何等艺术鉴赏水准？这么有造诣怎么不在表演学院当艺考评审？对任何人的言论在听之前先判断其言论的可信任度是多少，律所走廊里挂着哈佛、耶鲁文凭的律师都可能输掉官司，更何况民间大多数靠盲目自信支撑起发言欲望的路人甲。

第三点，要学会宣泄情绪。我身边有很多举止优雅、爱好琴棋书画的文艺女子，她们通常对谁说话都轻声轻语，不管出入何处都衣着得体，面对谁都保持微笑，但当我和她们深入谈心的时候，才发现尽管看起来很优雅，但她们并不是幸福感很高的人群。

她们偶有几个跟我说，她们就好像戴上了一个微笑的假面具，取不下来了，只有夜深人静一个人在房间的时候才能做回最真实的自己，其他的时刻往往都在在意他人的目光。她们不会宣泄自己的情绪，连重的语气都不会使用，遇到一些很无奈的事情，她们完全不懂得如何处理，只知道隐忍和沉默，在生活中遇到纠缠或"碰瓷"，也多是选择自认倒霉、破财消灾，尽快息事宁人。如果你是这样的人，我建议你：

认识自己，找到自我，也就是前面提到的，给自己写自我介绍；

学会辩证思维，懂得如何在思想上保护自己的立场和观点，不至于让你轻易被外界改变，也能让你更加理智地去认识世界；

学会宣泄情绪，及时清理掉内心的负能量。

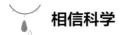 **相信科学**

我在这里想要说的就是，不要再去犯前人已经犯过的错。

假如我当初没有那么自以为是，没有在变声期间如此疯狂地练歌，也许前半本书里那么落魄的故事将与我无关；但我没有，我一度因此后悔，也开始在往后的日子里选择相信科学。尽管我们的科学处在一个永恒的进行时态，但有些已经被大众承认的理论，确实没有必要再用亲身经历去尝试一次，毕竟代价是惨重的，结果往往得不偿失。一个人活在这个世界上一定要弄明白什么事该做什么事不该做。

科学地调配自己的时间，规范行事，科学地生活，都是可以让人在平淡生活中感受到便利进而拥有快乐的方法。

旧的不去
新的不来

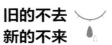

　　记性太好，就成为社会工具的角度而言，是一个优点。但记性太好有时候也容易给自己造成不便。世界的规律一定是在不断向前发展着的，优胜劣汰，好的东西留下差的东西淘汰，胜者为王，败者为寇，再强的人也有老去的一天，再弱的人也有成长的空间。三十年河东三十年河西，就是这样，要学会接受，因为不接受是你自己心里面过不去，接受了你也就释怀了。

　　科技在发展，社会在进步，旧的不去新的不来，不要因为客观世界的死规矩，委屈你自己一个活生生的人。

　　坦然一点，接受你的新生活。如果总是注意后视镜的话，你会错过眼前的一大片风景。

　　该过去的东西就任由它们随风飘散好了，没有什么是说不了再见的。

铲除执念

本小节所探讨的执念指的是你长期以来不可得且就现今科学程度也无法帮助你获得的目标——想要却又绝对不可得的念头，同时这个念头又妨碍着你的日常生活，就是你无视客观环境，硬是要做到的一件不可能的事的欲望。我将其定义为执念。

就比如，我当初声带受损，所有医生都劝我以后不要再唱歌了，换条路走吧。我却听不进去，非要治好它不可，非想着要回归舞台，而且别人越是劝我别这样，我越是更有斗志去挑战他们。我当初还以为这是人生给我的考验，非要反其道而行之，逆其论而言之，结果只让自己被执念所困，又在一次次被现实的反手巴掌击中后沉沦，最终陷入抑郁，还险些失去生命。知难而退是为智者，在有希望的路上坚持也是智者，坚强决定你能扛多大的灾难，智慧却决定你是否需要经历灾难。

人要在正确的航线上乘风破浪，而不应划着一叶小舟去大海里流浪。

　　当时的我只能说是太年轻、太固执，如果能让我再来一次，我会尽快改变我的航向，毕竟音乐也不过是多彩世界的一种颜色。

　　不要坚持参与一件结果注定是与己无关的事情。

要求要契合
当下的需求

　　我记得我大学的班长有一次开导我说，这人生啊，就像是一个游戏，每一关都有每一关的小怪和大怪，每一关也有适当的补给。这关得一关一关闯，怪得一只一只杀，大怪还得一脚一脚踹，它的血还得一点一点掉呢，就像做人一样，饭得一口一口吃，话得一句一句说，字还得一笔一画写。班长体重超过80kg，身高170cm出头，蓄了个山羊胡子，跟一尊佛似的，又像是一个江湖道士。

　　我看着这个"道士"说完这段话便陷入了沉思，"道士"顺时针吹了吹杯子中的茶水，那茶面泛起阵阵涟漪，圈圈圆圆圈圈。他继续说道，有的人还在打第一关呢，脑子里总在想最后一关的大怪有多强，结果既猜不到最后一关的场景，又没办法好好打第一关，弄得到时候又得从头玩起。你啊，就是那个还在打第一关却猜最后一关的人，明明自己还只是个学生，老是想着要跟莎士比亚、尼采、弗洛伊德平起平坐，你知不知道你才 20 岁？

　　我听完这席话，当场如被闪电击中了大脑。原来我只有 20 岁，可为什么我总觉得自己已经 40 多岁了呢，也许我是错了。其实我们人类拥有的东西很少，只有今天，你身在今天的时候，无法同时拥有昨天和明天，你身在今天的时候无法改变昨天，也无法预测明天，你所能做的只有过好今天或放弃今天。

　　其实道理被描述出来的时候都看着挺简单的，只是没有被投入实践才造成生活中很多不必要的麻烦。人就是这样，饭得一口一口吃，路得一步一步走，任何想要超越时间走捷径去获得德不配位成就的人，最后都会受到时间的惩罚，没有人可以一步登天。只有扫好那一屋，才有可能扫尽天下，当然，这句话不是在催你去扫地，而是告诉你要从身边的小事做起，不要好高骛远、杞人忧天，只有脚踏实地地用真材实料才能成就你自己。

路要
一步一步走

　　我记得我小的时候特别喜欢看篮球，但我却不会打，我看着那篮球在各个球星手里时，仿佛可以粘在他们手上，运球什么的，看着都好像是一件很轻松的事情，但我当时连原地右手运球都做不好。我很苦恼，一度不懂该如何做才能拥有这份能力。

　　记得当时我问我爸爸，怎么样才能把篮球打好。他说，你拿着这个球，去角落运，一下一下一直到1000下以后，这个篮球会告诉你答案的。我当时年龄尚小，耐心有限，当我运到100下之后，便放弃了，然后很久一段时间我都不再触碰篮球，因为我觉得这个球是不会配合我的。

　　到了我读高中的时候，那会儿为了保养声带，任何需要说话的活动我都无法参加，于是我再次注意到那个儿时曾喜欢过的篮球。我抱着闲着也是闲着的心态，拿着它出去玩，但我并不会打，只是一个人玩投篮，投篮也投不准。我当时看着这颗篮球，就想起父亲曾经说的话，我在内心问自己，篮球会告诉我答案吗？

　　唉，不如我就运个 1000 下看看吧，于是我开始运球。我当时已噤声多时，内心藏着无穷的精力和怨恨，都将这一切发泄在我那颗篮球上，我像个疯子似的地运着那颗球，越运越快，越快越用力，哪怕运丢了也追回来接着运，停在地上的球用拳头砸起来接着运，等到结束的时候才发现，原来 1000 下也不是什么不可能的任务。稍稍休息以后，我盯着这颗球，只感觉右手的肌肉很酸，等到这阵酸劲过去之后，我再拍起那颗球，突然发现这颗球好像跟之前的手感不一样了，它变得好轻，我好像能够控制住它了，后来我又如法炮制，用这个方法训练我的左手。从一点都不会运球、一拍就丢球，变得渐渐熟练起来，就这样我用一次又一次的练习，换来了一项新的技能。

　　其实消解抑郁的能力也需要和我当初学篮球一样，一点一点积累，任何东西都不可能一蹴而就。很多被大家称作天才的人也都坦白地说，我不是天才，我只是努力地比别人多做一些。每天多开导自己两句，多找点新鲜事物体验，多做自己喜欢做的事，多和自己喜欢的人待在一起，久而久之，你会感受到更多快乐。

让坏回忆
消失在后视镜

　　刚说完要不断往前，现在我们说说在奔波的路途中需要注意的事项。

　　对坏回忆无法忘记的执念是很多抑郁症产生的原因，就像我当时有差不多五年的时间一直以为醒来是声带受损的那一年、那一天。有些人可能跟我一样是因为伤病，有的人可能受了什么重大的精神打击，从此以后无论身体待在哪个时间点里，脑海却只停留在了曾经最痛苦的那一天。

　　其实要想走出回忆也很简单，你可以去学习一些新事物，把注意力尽可能拉回到现实，然后练习正在学习的新事物，这个事物最好是值得钻研也比较趣味性的活动，能让你集中注意力在你回忆之外的地方，就可以达到效果。久而久之，你也就不再为回忆所困，就好像新人换旧人，用新回忆替代旧回忆，做人就像这个世界一样，对于自己的回忆也要更新换代，什么东西都在更新换代，事物是不断变化发展着的。

　　从原理角度分析，坏回忆的印象深刻是因为恐惧的滞后作用。此行为早已完结，而你的意识中，它仿佛还在进行，这个就是它能抓住你注意力的原因，所以要通过做别的事来分散那份对内的注意力，让注意力对外释放，便会轻松很多。

　　你要相信，自己的人生一定不会一直待在谷底的。我素来不相信命运，但我相信我的人生体验所让我知晓的规律：当你觉得特别难过的时候，好日子就快到来了；当你觉得特别得意的时候，你基本也离后退不远了。

　　当我开始意识到自己不能总是活在声带受损那一天之后，我就开始寻找我爱好的替代品，我把脑海里的文字当作我的声线，笔是我的乐器，进入无尽的创作空间，那种自由感和抒发自己内心积淀的快感，在某种程度上其实差不多可以达到我当年在歌唱和演奏乐器时的感觉，这也是成本很小、门槛很低的一种艺术形式。至于造诣，取决于你的精神高度，如果你眼下找不到合适的爱好的话，那我可以推荐你爱上文学，哪怕你无法书写，你也可以在阅读中汲取极深的养分和超高的快感。书海浩瀚，你总能遇到写进你心里的那段文字。

　　这世间有很多事，比抑郁颓废做咸鱼要好玩，勇敢去经历。努力去让自己变得更优秀。你越优秀，世界会对你越友善。

扬长避短

要懂得发挥自己的长处，发挥最具专业水准的特长，避免让自己进入硬着头皮上的境地，除非你出于某种目的想特别锻炼自己。总之，强迫自己追求自己明显不可得或者不在意的目标都是浪费时间的行径，如果你还没有到可以享受闲情雅致时光的时候，最好少浪费时间。

将长处精细化，把技术玩成艺术，你就是高手中的高手。

积极面对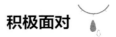

　　我在前文中提过吸引力法则，你对待生活的态度，也将是生活对待你的态度。力的作用是相互的。所以，学着积极、阳光地面对生活，享受风，感受雨，体验太阳的温度、野花的芬芳，聆听鸟的鸣啭，体会远方的风景和近处的汽笛；还有，拥挤的人群也有别样的意境。

　　只要你相信，明天总会是更好的一天。

　　信则有，不信则无。

　　信不信由你，不由我，反正我信了。

　　许多奇迹，我们相信，才会存在。

勇气也是
一种能力的象征

如果你认为自己一无所长，那请问你胆量如何？胆量也是一种可贵的天赋，而且它的本质也是一种潜在创造力。胆量决定着你向陌生地带探索的深度，一个有胆量的人学习新事物时总是比没有胆量的人容易发现更多的玩法和花样，胆量的基础同时也可以理解为一种变相的自信。

这世上有许多格外需要创造性才能做好的事情，成功的关键因素离不开最初那份异想天开的勇气。

如果你觉得自己一无所长，不妨试着锻炼自己的胆量，它同时也和心理承受能力有所关联。

胆量并不是无知者的盲目无畏，而是"明知山有虎，偏向虎山行"的敢于硬碰硬的态度。

你要有"明知山有虎偏向虎山行"的勇气，还要有"明知山有虎不信虎善性"的智慧，智勇双全足以让你成为技高一筹的佼佼者。

第3章

深层次剖析抑郁症

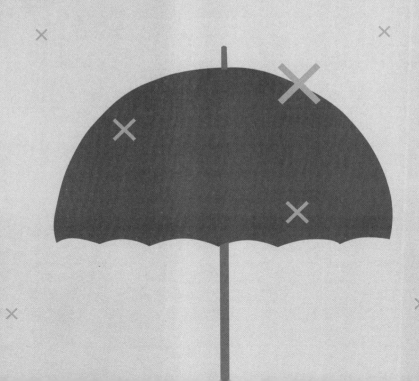

悲剧英雄主义
与抑郁症

悲剧英雄主义是一种在自己的生活中已然过成了一个悲剧的情况下，仍旧坚持做一个打肿脸充胖子的嘴上英雄。嘴上英雄，通过说自己曾经有多么厉害来催眠今天的世界，让大家不要觉得他是个单纯的失败者。大家生活中一定会遇到这样的一种人——年纪已经半百、接近老年的时候，一路单身或者早就离异，没什么正式工作，爱好是抽烟喝酒，喝完酒喜欢吹牛，不喝酒也喜欢吹牛；严格一点说，可能爱好也不是抽烟喝酒，而是抽别人的烟、喝别人的酒。

这样的人肯定是没什么钱，否则也就不是悲剧英雄。吹牛的题材和戏路也很有限，无非是吹嘘自己的曾经，比方说，我大学的时候如何如何，我读书的时候多少女生喜欢我，现在那个谁谁谁（今日的成功人士）当年是我的追随者。不知道他底细的人还以为这个人曾经做过总统，知道的人会觉得他很可怜。这种人其实就是表面上佯装坚强的弱者，一个不知己弱的弱者，他活在他为自己编造的故事里，像一个身处现实的小说人物，还格外享受自己的想象的剧情不愿醒来，或者不敢醒来，哪怕在半梦半醒之际，也会在考虑到现实的种种之后，再次逃回梦境。

这样的人已经失去勇气去面对明日的挑战，也没有好好建设自己明天的愿望，只想着活一天离死近一天，能混吃等死绝不踌躇满志。但是牛还是要吹，哪怕堕落也要堕落出自己的色彩，努力逃避现实，这样的人患上轻度抑郁的倾向要高于别人。

堕落从来不会令人开心，只会令人麻醉；堕落也不曾让你忘却烦恼，它只是让你暂停了思考烦恼的能力。当你第二天醒来，问问自己那些烦恼还在吗？忘得掉吗？不可能的，能忘掉你早就重新开始了。

所以，不要沉湎于悲剧英雄主义舔舐自己伤痕的样子，尽管这看起来似乎很有电影镜头感，但，生活不是电影，也没有彩排，不要被之前的自己困住，你应该更好地突破自己，不断向前，人会一直成长，直到他自己拒绝成长为止。

相比昨天，不妨把注意力放在明天，因为昨天无论苦与甜，都已经消散不见；而明天的苦与甜，还需要你自己去亲身体验，苦多甜少？还是苦少甜多？你有自由选择权，我不应该来干涉，但我按照写本书的初衷，建议大家选择甜多苦少的活法，积极面对生活，用自己的双手克服眼前的困难，不要活在梦里，不要麻醉自己，让自己感受真实的世界，毕竟，这世界哪有人天生喜欢吃苦或是做个白日梦游的患者呢？

　　而且悲剧英雄主义中毒者们，无论你白天里把自己当年吹得多牛，等你一个人在房间恢复清醒之后，面对深夜或是刺眼的阳光，你骗得过所有人，但你骗不过自己。但凡有点常识的人也很容易看穿你的表演。你知道的，你自己实际上只是一个失败者，你会格外清晰地感受到你本人与你所吹嘘的形象之间的差距，进而厌倦自己。

　　当你过分厌倦自己，就说明你已进入抑郁症患者的确认单。

战抑：一位抑郁症患者的重生笔记

完美主义
与抑郁症

完美主义，听起来应该是一个比较正面、积极向上的词汇。追求完美，应该是很值得大家去效仿的行为，普通的完美主义确实是一种向上的品质，能促使人成为更好的自己，精益求精，发展成一种匠人精神。

然而，还有另外一种极端的完美主义，是一种掺入情绪化的完美主义。正常的完美主义还是依照一个科学发展观，循序渐进地让自己趋于完美；但极端的完美主义恨不得一步登天，一口吃成一个胖子，不容许自己有一点点失误，一旦犯错就可能会采取自虐自残的方式来惩罚自己，或者是过量的自我责备无意间加大自己的心理压力、神经压迫感。

生活中，这种追求极端完美主义的人，在一次次的高要求下，可能他在人生的早期阶段，接受难度较低的任务时会完成得格外成功，也比较顺遂，成为一个还算优秀的孩子。但在同时，他会在顺境中得不到心理抗挫性的训练，待到自己受挫时，可

136

能已经达到一定的年龄，抗挫折能力长期得不到训练，长此以往完美主义情绪也更加极端。等到那个时候，可能一次失利就会导致一个人的自我破坏性行为，高校里高材生的自杀事件中，很多情况都是因为当事人极端的完美主义，导致在大家眼中不算大事的事就足够让这些完美主义者放弃人生，无地自容。

极端的完美主义者在心理学原理上的问题属于情感能力的缺失，通常这样的人也不善交际，情商较低，生物活性不明显，习惯性地把自己当一台电脑处理，通过发出指令让自己去做事，而不是跟着感觉走。在他们的感受中，其实感觉已经不那么重要了，也许他自己并无感觉有明显的自杀倾向，但无意间营造的习惯性心理压力其实等同于深度自虐，所以，极端的完美主义与抑郁症只有一线之隔，就像天才与疯子之间的距离，二者相当近似。

而区分自己的完美主义倾向是正常范围内的还是极端的，只要你扪心自问：你在追求完美的过程中是否能保持放松和自然的状态即可。

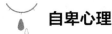 **自卑心理**

本小节我来聊一下自卑心理。我曾经参加过一个心理治愈主题的讲座，期间有很多人在咨询老师的时间段，举完手开头第一句就是他觉得自己很自卑，在社交中常常感到不自信和胆怯，大概当时起立发言的人里十个有九个脱口而出的话就是"感到很自卑"。

当时我就觉得这个问题比较有挖掘的点，然后我就对此展开了一系列调查，发现所有抑郁症患者都有自卑的那个点，或者可以说几乎所有人都有自卑的点，只不过抑郁症患者其自卑的程度明显严重于正常人的自卑。

适度的自卑能让人比较有自知之明，懂得自我定位，不至于一叶障目不见森林，但过度的自卑，会影响到自己言行举止、社交娱乐，那就会引起抑郁症的相关症状。所以我之前说勇气也是一种才能，因为有勇气的人至少不至于让自卑过分，而且有勇气的人相对更加莫名自信一点。莫名自信是一种比较傻的行为，但这个世界就是如此辩证，在克服心理疾病的道路上，"傻"的人反而比聪明的人容易脱逃，也更不容易陷入，得抑郁症的大多数当事人都具有一定的思想且很聪颖。

从我的调查中可以得出，每个人都或多或少在性格中天生带有自卑的部分，但其实借助一些心理技巧就可以避免。就如前文所说，不管怎么样的人怎么样的品质都会成为自卑的理由，也就是说，每个人哪怕他表面上看起来很优秀，他关上房门在你看不到的角落里也一定有过被自卑主导思想的时光。既然全人类都有自卑感，那是不是等于就抵消掉了，大家又都在同一起跑线上了？你要知道，不是你一个人会自卑，大家都会，你就不至于那么苛求自己、那么在意自己的缺陷了。能改变的自然应该通过改变来让自己摆脱自卑；无法改变的那就放任吧，毕竟人无完人，宏观上的完美主义本就不存在。

无视那些会让自己感到自卑的点，只专注自己拿手的方面就好，好的心态和优秀的心理素质，就是这样自己给自己培养出来的。既然这是一个大多数人都会自卑的世界，这个道理都明白了，你还自卑什么呢？只要你当场戒了自卑，你就战胜了人性中的一大强敌，相当于你就成了可以超越了一般人的强者。

想办法解决问题，而不要给自己制造麻烦，戒掉自卑，勇敢生活，实在解决不了的问题就想办法避开它，自己的舒适感最重要，法无禁止，即为可行，留得青山在，不怕没柴烧。

积极情绪
的意义

　　自卑往往引起自恨，自恨是一种自我嫌弃，自恨往往代表着内心有着自卑，自恨也可以理解为质变过后的自卑，自恨到一定境界以后，患者便容易产生自杀倾向。

　　就像之前的我，一直在声带受损的阴影下自卑且自恨着，随时间推移，渐渐地感觉活腻了，心想何必呢？弄得我好像有多留恋人世似的。

　　关于自恨和自杀，要想解决其实也不难，往积极的方向用破罐破摔的态度活下去就好了，就像我之前所说的，脱离你社会性和家庭性的人格，以俯视凡间世事的姿态看你自己，像看一只小动物一样，不要把视角锁死在一个点上。想象自己是更高级的生物，来给这个迷茫的人指点迷津，有时候这个世界不是简单地用一加一等于二来判断的，要懂得变通，用奇招制胜。

往积极的方向破罐破摔这个活法，具体的做法就是去做积极的事情，就像我当年，实在是没什么爱好了，一个月的时间里就拼命读书。那时候我就是抱着一种乱写的态度去做作业，把每一题当一个人，把我的笔当成小李飞刀，一刀一个，在我的幻想中我是杀人不眨眼的侠客，现实中我则是一个月进步700名的"学霸"。

恨意，如果不指向自己而是指向外物去抒发的话，其实会让你得到很大的快感，也会使得自己的工作效率提高很多，就好像变身超级赛亚人的导火线是愤怒一样，恨意在烧死自己脑细胞的同时也会给自己带来突破现有极限的可能。用"积极的破罐破摔"的态度做事有时候会比循规蹈矩更容易给人带来惊喜，因为当你不按套路出牌，所得的结果也一定是更加令人例外。

有很多表面上的贬义词，我们可以把它实践出积极的意义，有很多表面上褒义的词汇，我也同样有办法从贬义的角度解释出来，正字可以反写，反字还可以反写。这就是思维的变通能力，一种灵魂的柔韧性，平日里有两种训练方法。

第一种是即兴创作。如果看见一样东西你就能以此为基础即兴赋诗一首，或者看见一样工具，脑子里就能出现使用它的新颖方式，都是一种创作能力的体现。拥有即兴创作能力的人一般都有很强的变通能力，思维的跳跃度会提升，想法会天马行空，人格魅力也会越加独树一帜。

第二种训练思维变通能力的方法就是辩论。要是有一个人抛出一个论点，大家都说好，哪怕你也觉得他说得很对，你也不能这么说，你要逼自己站在他的对立方，发表一段维护你立场的言论，去反驳他的观点，这无关你本人的思想和你本人支持的方向，单纯就是训练你维护自己立场的能力。

当你有自杀倾向的时候，不妨也跟自己来一场辩论。我凭什么要自杀？我自杀对我有什么好处？我有什么资格自杀？类似这样的灵魂拷问对自己可以多发几个，然后对每一个进行解答，又对每一个解答发出反问，然后为自己的反对发表言论支持，多想几个回合之后，你可能早就忘了想自杀的事情了。

这一招可以用在制止自己情绪失控上，比方说哪一天的深夜，你特别不开心，特别想要自杀，特别恨自己，往事全部要在心头爆发，你不妨用格外冷静而理性的语气问一声自己，用最自然、最没有负担的语气问一下自己，我为什么要这样？我可不可以不这样？

放心，你可以。要懂得分类管理，什么是你的情绪，什么是你的理性，用你的理性去压制快要崩坏的情绪，用你的情绪把你藏在理性中的知识发挥到极致。

要懂得多一些有效行为，单纯的自恨和自杀企图，对你的处境没有任何改变，哪怕自杀了，你也只是证明自己在这个世界无法继续生存下去，你被淘汰了而已。这很无奈、很惹人心疼，同样这也侧面证明了你的无能，尽管这么说有点残酷，但是这个世界本来就是有些残酷的。你喜欢被人可怜还是受人尊敬呢？我喜欢后者，所以我将曾经对自己的怨恨和想要自杀的冲动，全部化为想要改变自己处境的冲劲，一再地提高自己的技能和思想境界，就是为了将来能成为站在这个世界残酷另一面的人。

君子性非异也，善假于物也。本质上人都是一样的，但是人站在不同的队伍当中，便拥有了不一样的体验。

精神自杀
和肉体自杀

　　精神自杀指的是一个人已然失去了基本的精神力量，精神自杀是肉体自杀的前提，一个抑郁症患者迈向自杀的第一步是让自己的心先死去。精神自杀的特征就是不在乎，不在乎眼前的一切，眼神懒得聚焦，做事懒得用力，遇到问题懒得思索，就连吃饭都懒得咀嚼，对什么事都以应付的方式对待，失去冲动，没有了求生欲。总之，精神自杀后的人，跟一样物品没有差别，严格意义上来说他们已经死去，不再有对外的反应，不再有与他人情感的交流，像一个机器人一样活着。

　　肉体自杀很容易理解，就是你已死去，包括肉身的毁灭以及脑死亡。

　　精神自杀尚有复活的机会，当你愿意重新塑造一个新的精神面貌即可再次复活，塑造新的精神形象的起源，来自一个希望，当人生失去希望时，你的精神其实已经死去了，爱与希望是人类精神存活着的必需养分。

反应迟钝是精神迈向死亡的起点。

我之前因为声带受损后进行嗓声休养，就对精神自杀深有体会，我会在还没有摧毁自己肉体、心脏还在跳动、肉体尚有温度的情况下，深深地感觉到自己好像已经死去，那跳动的脉搏和温热的皮肤，仿佛不是我自己的，连我的手都好像觉得是他人的手。我觉得我与自己的肉身存在着隔阂和浓厚的陌生感，我找不到我的存在。因为这份陌生感，我觉得我的肉身是对我的囚禁，然而我的精神已经死去，我就好像一个游魂飘来荡去地苟活人间。

精神自杀的结果只有两种，一是重造精神，二是肉体自杀。

而重造精神的基础是与你的肉身再次培养熟悉感，你可以多做需要动手的事情，通过对你肉身的控制，来培养你的感觉，从头开始，就像是儿时学走路、学骑自行车，一点一点地培养，我当时就是刻意地训练自己动手的能力，尤其是动手指的能力，因为指尖是一个比较敏感的部位，多去动用它会让你的大脑重新体会到自己的存在。

肉体自杀是抑郁症理想化的终点，大家要尽可能在到达终点前，重造自己的精神。

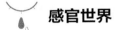 **感官世界**

人产生抑郁的原因是迷失了自己，而迷失自己的原因通常又来自外界。也可以理解为，人之所以抑郁是因为人跟世界的交流出现了障碍。

一旦有这个障碍，人就可能在自闭的环境中让自己的负能量发酵，从而进入更深的自我封闭世界，以至于难以突破，难以再触及现实世界，最后不得不寻求一个解脱。

但若是想要再次触及现实世界，那就用你的指尖，去摸周边的东西，用你的肌肤去体会那份触感，用你的耳朵感受声音，用你的鼻子嗅闻香水，用你的身体跟世界零距离接触。

发掘出你最初感知这个世界的能力和方法，你会和这个世界重归于好的。

拿下你的假笑面具

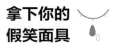

　　人最大的不满足在于无法真切地表达自己，这个世界有很多过度的礼节和客套，除了让一个人做成一个更假的自己外，别无他用。做人还是真一点好，如果太假的话，你会成为一个自己都觉得陌生的人，假的最低境界是骗别人，最高境界是骗自己。但骗过自己以后，你就会失去自己，有些人活着却好像根本不知道自己为什么活着，活着想要点什么，只懂得在不同的人面前，表现得自己像是一个好人，但实际一点思想性都没有。

　　没必要表演，大家都生活在一个世界，想干什么就干什么，想说什么就说什么，反对就是反对，不开心就是不开心，不要去表演，你又不是个演员，对不对？既然活着，就不要像死人一样沉默没有思想，而是应该活出属于自己的样子。

　　否则你的人生，永远只能缩在角落。

第4章

避免抑郁症的复发

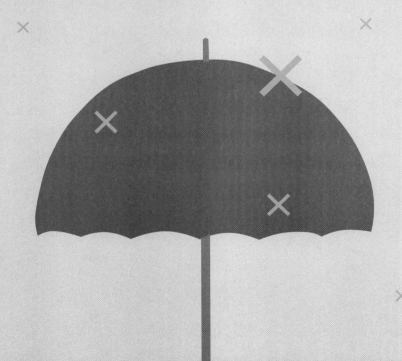

建立良好 的人际关系

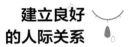

　　要想建立良好的人际关系，需要运用你的情商。不过情商这个东西，有点宿命的味道，好像在大家的刻板印象中，这是一种天赋，在大多数人的心目中智商和情商好像是天生注定的，但其实并不，智商是你解答问题的能力，情商是你社交的能力。二者都是能力的体现，都是可以培养的。

　　其实情商很简单，就是什么话该说什么话不该说，什么话说得圆满、没有瑕疵，什么样的用词可能会导致误会以及开玩笑的尺度应如何拿捏。这些问题想清楚就行，因为在跟别人的接触当中，你不可能当作是在自己跟自己对话一样，口无遮拦。要想建立良好的人际关系，你需要对自己的言论自由有所限制和优化选择，但这并不代表你失去自由，只是为了创造一个更和谐的环境。把社交变成艺术，有的关系需要维护，有的关系当断则断，都需要作出判断。

　　良好的人际关系，并不是说你和任何人都要建立社交关系，你要选择适合自己的朋友，能给你带来利益或者帮助的朋友，拥有优秀品质的朋友；如果是会给自己带来麻烦的朋友，那不如不做朋友。

人一定要跟高素质的人在一起，人一旦跟素质低的人在一起了，人会不自觉地被带成一个素质低的人。人和人在一起，陋习的传染性比好习惯的传染性强。

别人对你好，你可以选择对他好，证明你愿意跟他结交；别人对你好，你也同样可以选择无视，证明你觉得他不适合。这些都是拥有自由选择权的，想结交就结交，不想结交就放弃，朋友的选择很重要，朋友就是你的镜子。

大胆投入社交

　　有的人可能比较胆怯，面对陌生人，不太敢主动去发展友情。其实大可不必，我一直在强调人人平等，大家都是普通人，没什么不一样，喜欢就去结交。

　　哪怕有人拒绝了你的交友申请或者求爱，也不一定就表示你很差劲，或者你就应该觉得内心受伤。别人的心，我们是猜不透的，况且人和人之间能否成为朋友是看眼缘的。这都是很正常的事情。

与人交往
的好处

首先，与人交往，你会觉得自己在这个世界生活得不那么孤独，你会发现这个世界有很多种不同的活法，可以拓宽你的眼界，也可以让你得到一种陪伴和关心。你会容易感受到那份在这个世界的参与感，你会无意间学习到更多的东西，也能发现一些在自闭世界里无法欣赏到的美丽。

很多东西，自身体验和观看别人体验的感觉是不一样的，间接经验总是没有直接经验来得印象深刻。

有的时候，当你感觉迷失，你甚至可以从与你交往的人身上找回遗失的自己，因为人是环境的产物，你与一帮知道你是什么人的人在一起，你也会知道自己是一个什么人。

养成良好
的习惯

　　君子性非异也，善假于物也。人类本质没有差别，因为后天的习惯，而演变出不同的人生活法，习惯是决定一个人成为什么样的人最大的因素。

　　养成良好的习惯，你会活得比较健康也比较没有烦恼。至于什么样的习惯可能需要你自己定义一下，但是早睡早起、劳逸结合、善解人意、平易近人，这些被全人类公认的好习惯，是可以提供给大家的。

　　就好像没有规矩不成方圆一样，没有良好的习惯，再好的天赋也能被耽误。所以大家都要养成和保持住良好的习惯，这是拉开人生差距的重要一点。

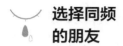

选择同频
的朋友

朋友是你的镜子，朋友会决定你的眼界，朋友中最优秀的那个人也许就是你此生的上限，朋友中最差劲的人可能就是你的下限。

选择同频的朋友指的是灵魂同频的朋友，你和对方的相处无须过多地改变自我，无须太过迁就对方。否则就会导致你不得不以一种不自然的方式交往着。总之一件事，要么不做，要做就要做到尽善尽美，朋友要么不交，要交就要高质量一点。

自律给你自由

大家到了大学阶段以及之后的人生一定都有一个共同的体会，那就是时间过得很快。没错，时间过得很快。

这意味着我们稍不留神就可能在做一件事情，叫作浪费时间。

人如果不懂得自律的话，其实很多时候你并不拥有自由，自由就是做你想做的事。而没有原则、没有自律精神的话，你的执行力会很低，差不多会演变成"减肥基本靠嘴，发财基本靠做梦"的情况。任何东西都要上手，要懂得投身于此，自律就是懂得催促自己去做你想要的事情，催促自己完成目标。

一个不懂得自律的人很容易被自己的惰性主宰，天赋再好的人也需要努力，否则再好的天赋也能被糟蹋成一片废墟。

拒绝你不喜欢
的人和事

远离那些自己并不喜欢的人，让你的人生更高效一点。

不喜欢的活动也要远离，考虑一下你去参加一个活动是否会拥有令你舒适的感受。有些场合能让人快乐，有些场合只能让你感到尴尬，不要让自己陷入尴尬的境地，不要为别人的人生跑龙套。总之，懂得安排自己时间的人，等于主宰了自己的生命。

不喜欢的活动就是浪费时间，属于无效社交，还浪费了这段时间原本你用在别的地方可能获得的收益。人要自尊自爱自强，最基本的素质就是学会珍惜自己的时间，珍惜自己的才能。

所以，与其有这个时间去进行无效社交，不如把这个时间用来做对自己有好处的事情，生命是很短暂的，容不得太多的浪费。

掌握选择权
和主导权的人不会难过

　　对一个人来说，最舒适的一件事就是拥有选择权和主导权，当你拥有这两项权利的时候，权利的范围越大你将体会到越高质量的生活。而如果你没有这两样权利，你就只能像是一个商品一般，供人选择，极其被动。人生其实很简单，一路上就是在做选择题、判断题和主观题，其实用这个角度去理解的话，你可以在每一个细节抓住自己的选择权和主导权，平日里交谈，对交谈的进程、谈话的节奏进行把控，这些都是主导权的体现，出现突发情况时，化解尴尬的能力就是一种主导权。

　　抑郁症患者在重塑自己的精神形象的时候，就要学会掌握你的主导权和选择权。抑郁症的原因是因为迷失了自我，而迷失自我最初的起源来自不遂人愿。而懂得争取选择权和主导权的人总是容易在生活中避免很多苦恼，因为主导权和选择权的使用就是让世界在一定范围内按照你的意愿进行。

　　要想尽可能多地使用选择权和主导权，你就必须要让自己拥有更多的资本和更高的资格，无形中也会加大你努力的动力。

第5章

做自己的救赎者

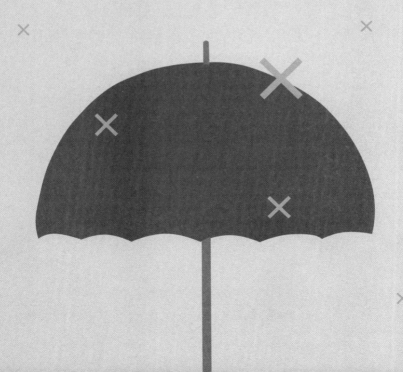

潇洒坦荡
高风亮节

　　其实，抛开生死不论，人这一生遇到的其他事情都是小事，小事就要拿得起放得下，人的一生，是一个从出生、存活到死亡的过程，跟花开花谢、太阳东升西落没什么分别，任何人都会死去，大概这是世界唯一绝对公平的事情。既然死是一个必然结果，你又何必提前退出呢？

　　没有必要这样，万一你在下一个人生的十字路口，就迎来了命运的转折点呢？凡事无绝对。你根本没理由给自己提前判下精神的死刑，太想弄明白这个世界所有秘密的人一定是焦虑且痛苦的，有一句话叫作"做人留一线日后好相见"。其实人应该对自己也留有余地，这份余地用来接收生命的惊喜，其实大家只需要努力做好事情就行了。

　　当你优秀到一定程度以后，大家都会来找你。所以，你做好你自己，谋事在人，然后就静候命运的馈赠吧。目的性太强，有时候反而是对自己的伤害。

但目的性又不能太弱，太弱的目的性会让你在这个世界看着像是一个路人，潇洒一点，目的性也徘徊在强与弱之间。我想要的东西，我就拿，取之有道地拿，拿不到就拉倒，我大不了换一个，拿到了那就是我应得的，任何一种结果都要让自己接受得心安理得。

任何一种处境都不要让自己陷入尴尬，认清自己是凡人，但不能认为自己就是凡人中的凡人。要知道能得上抑郁症的人，一定都是颇有思想和智慧的人。

做人生剧本
的主人公

这世界，时间是一切的载体，我们人类，连同这世界所有的动物、植物，都不过是过客而已。我们只是生存在这个世界上微乎其微的一部分，可能地球也只是某个更大单位世界的一粒尘埃，可能你眼前飘过的一颗尘埃里面住着另一颗星球，比我们更小单位的人类，他们也在探索世界，而他们和我们一样都探索不到世界的尽头。

我们既然都是来做客的，就大胆一点，客人要有客人的样子，玩就要玩得尽兴，开心一点，没什么是过不去的。

人可以很在意自己的存在，也可以很不在意自己的存在，人有时甚至需要忘记自己的存在，要分清什么场合用什么状态，也就是前面说过的变通能力。人生就像一场戏，也许剧本你并不喜欢，但既然来了，不如一起热闹热闹。想演主角，就自己抢戏，害怕高调那就往舞台后面站站，就是这么简单。

人生
不需畏惧

我小的时候特别不安分，就喜欢看些打打杀杀的影视剧，我记得我很喜欢一个武侠角色——李寻欢。我在声带受损期间还一直觉得自己跟他在精神上有英雄惜英雄的交流。他的一生如同我的前 20 年，一手好牌打得稀烂，但他不矫情，哪怕处境已改，却依旧不失大侠的本色，豪迈不羁，坦坦荡荡。

抑郁症是一个压抑自己的行为，压抑到灵魂萎缩，甚至最终消散。

可人这一生最不必有的情绪就是畏惧，很多人之所以平庸也因为这两个字，一听到略有难度的事情，脑子里的第一想法便是告诉自己我不行。其实这个世界，没有谁是不行的，到了那个处境，你不行你也得行。

记住，保持你的求生欲，那是你追求更好生活的动力。